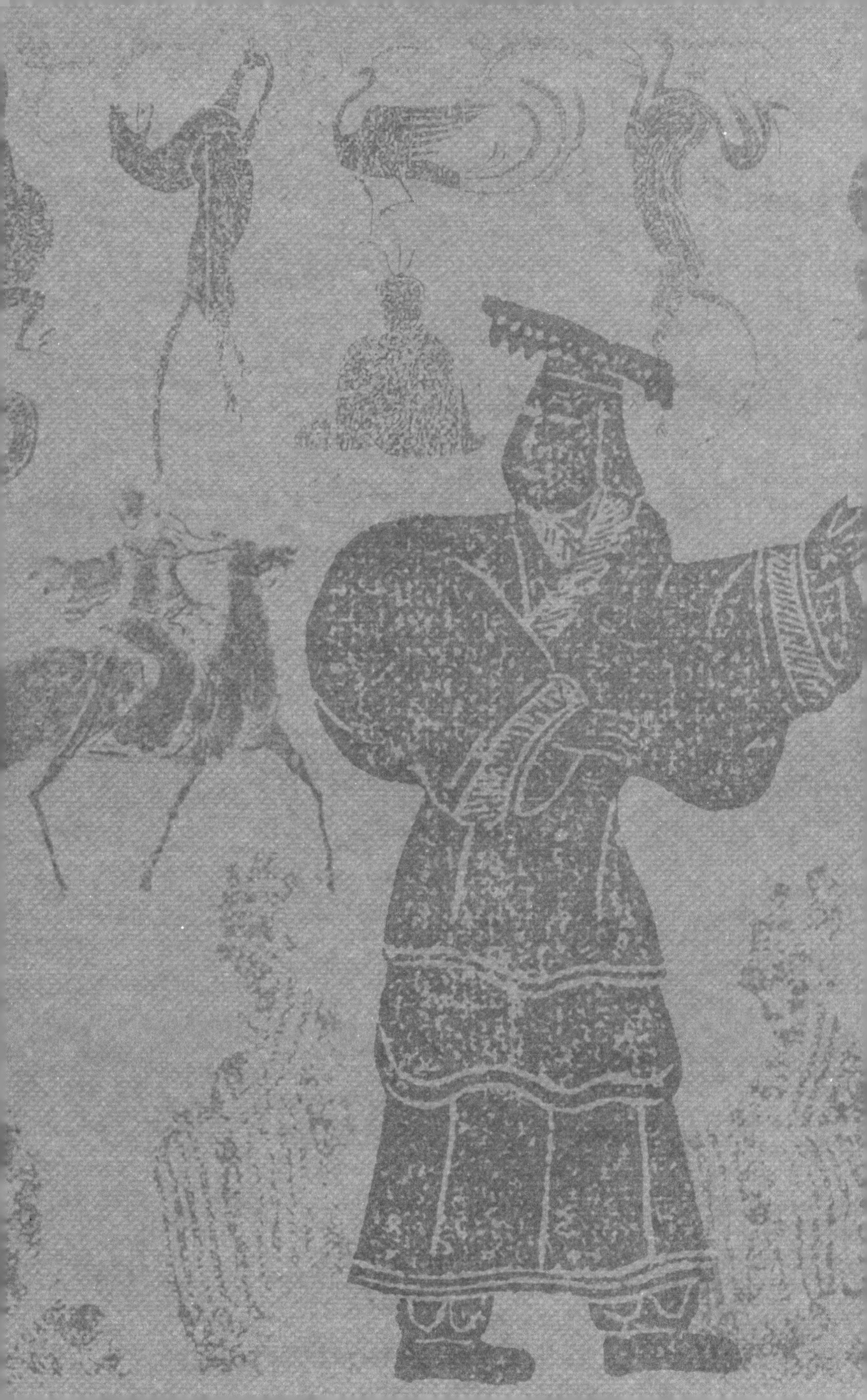

中国古医籍整理丛书

伤寒活人指掌图

元·吴恕　著

程磐基　王尔亮　校注

中国中医药出版社
·北　京·

图书在版编目（CIP）数据

伤寒活人指掌图／（元）吴恕著；程磐基，王尔亮校注．—北京：中国中医药出版社，2016. 12
（中国古医籍整理丛书）
ISBN 978－7－5132－3024－7

Ⅰ.①伤…　Ⅱ.①吴…　②程…　③王…　Ⅲ.①伤寒（中医）—研究—中国—元代　Ⅳ.①R254. 1

中国版本图书馆 CIP 数据核字（2015）第 310412 号

中国中医药出版社出版
北京市朝阳区北三环东路 28 号易亨大厦 16 层
邮政编码　100013
传真　010 64405750
保定市中画美凯印刷有限公司印刷
各地新华书店经销
*
开本 710×1000　1/16　印张 11　字数 88 千字
2016 年 12 月第 1 版　2016 年 12 月第 1 次印刷
书　号　ISBN 978－7－5132－3024－7
*
定价　35. 00 元
网址　www. cptcm. com

社长热线　010 64405720
购书热线　010 64065415　010 64065413
微信服务号　zgzyycbs
书店网址　csln. net/qksd/
官方微博　http://e. weibo. com/cptcm
淘宝天猫网址　http://zgzyycbs. tmall. com

国家中医药管理局
中医药古籍保护与利用能力建设项目
组织工作委员会

主 任 委 员 王国强

副 主 任 委 员 王志勇 李大宁

执行主任委员 曹洪欣 苏钢强 王国辰 欧阳兵

执行副主任委员 李 昱 武 东 李秀明 张成博

委 员

各省市项目组分管领导和主要专家

（山东省）武继彪 欧阳兵 张成博 贾青顺

（江苏省）吴勉华 周仲瑛 段金廒 胡 烈

（上海市）张怀琼 季 光 严世芸 段逸山

（福建省）阮诗玮 陈立典 李灿东 纪立金

（浙江省）徐伟伟 范永升 柴可群 盛增秀

（陕西省）黄立勋 呼 燕 魏少阳 苏荣彪

（河南省）夏祖昌 刘文第 韩新峰 许敬生

（辽宁省）杨关林 康廷国 石 岩 李德新

（四川省）杨殿兴 梁繁荣 余曙光 张 毅

各项目组负责人

王振国（山东省） 王旭东（江苏省） 张如青（上海市）

李灿东（福建省） 陈勇毅（浙江省） 焦振廉（陕西省）

蔡永敏（河南省） 鞠宝兆（辽宁省） 和中浚（四川省）

项目专家组

顾　问　马继兴　张灿玾　李经纬

组　长　余瀛鳌

成　员　李致忠　钱超尘　段逸山　严世芸　鲁兆麟
郑金生　林端宜　欧阳兵　高文柱　柳长华
王振国　王旭东　崔　蒙　严季澜　黄龙祥
陈勇毅　张志清

项目办公室（组织工作委员会办公室）

主　任　王振国　王思成

副主任　王振宇　刘群峰　陈榕虎　杨振宁　朱毓梅
刘更生　华中健

成　员　陈丽娜　邱　岳　王　庆　王　鹏　王春燕
郭瑞华　宋咏梅　周　扬　范　磊　张永泰
罗海鹰　王　爽　王　捷　贺晓路　熊智波

秘　书　张丰聪

前言

中医药古籍是传承中华优秀文化的重要载体，也是中医学传承数千年的知识宝库，凝聚着中华民族特有的精神价值、思维方法、生命理论和医疗经验，不仅对于传承中医学术具有重要的历史价值，更是现代中医药科技创新和学术进步的源头和根基。保护和利用好中医药古籍，是弘扬中国优秀传统文化、传承中医学术的必由之路，事关中医药事业发展全局。

1949 年以来，在政府的大力支持和推动下，开展了系统的中医药古籍整理研究。1958 年，国务院科学规划委员会古籍整理出版规划小组在北京成立，负责指导全国的古籍整理出版工作。1982 年，国务院古籍整理出版规划小组召开全国古籍整理出版规划会议，制定了《古籍整理出版规划（1982—1990)》，卫生部先后下达了两批 200 余种中医古籍整理任务，掀起了中医古籍整理研究的新高潮，对中医文化与学术的弘扬、传承和发展，发挥了极其重要的作用，产生了不可估量的深远影响。

2007 年《国务院办公厅关于进一步加强古籍保护工作的意见》明确提出进一步加强古籍整理、出版和研究利用，以及

"保护为主、抢救第一、合理利用、加强管理"的方针。2009年《国务院关于扶持和促进中医药事业发展的若干意见》指出，要"开展中医药古籍普查登记，建立综合信息数据库和珍贵古籍名录，加强整理、出版、研究和利用"。《中医药创新发展规划纲要（2006—2020）》强调继承与创新并重，推动中医药传承与创新发展。

2003~2010年，国家财政多次立项支持中国中医科学院开展针对性中医药古籍抢救保护工作，在中国中医科学院图书馆设立全国唯一的行业古籍保护中心，影印抢救濒危珍本、孤本中医古籍1640余种；整理发布《中国中医古籍总目》；遴选351种孤本收入《中医古籍孤本大全》影印出版；开展了海外中医古籍目录调研和孤本回归工作，收集了11个国家和2个地区137个图书馆的240余种书目，基本摸清流失海外的中医古籍现状，确定国内失传的中医药古籍共有220种，复制出版海外所藏中医药古籍133种。2010年，国家财政部、国家中医药管理局设立"中医药古籍保护与利用能力建设项目"，资助整理400余种中医药古籍，并着眼于加强中医药古籍保护和研究机构建设，培养中医古籍整理研究的后备人才，全面提高中医药古籍保护与利用能力。

在此，国家中医药管理局成立了中医药古籍保护和利用专家组和项目办公室，专家组负责项目指导、咨询、质量把关，项目办公室负责实施过程的统筹协调。专家组成员对古籍整理研究具有丰富的经验，有的专家从事古籍整理研究长达70余年，深知中医药古籍整理研究的重要性、艰巨性与复杂性，履行职责认真务实。专家组从书目确定、版本选择、点校、注释等各方面，为项目实施提供了强有力的专业指导。老一辈专家的学术水平和智慧，是项目成功的重要保证。项目承担单位山东中医药大学、南京中医药大学、上海中医药大学、福建中医药大学、浙江省中医药研究院、陕西省中医药研究院、河南省中医药研究院、辽宁中医药大学、成都中医药大学及所在省市中医药管理部门精心组织，充分发挥区域间互补协作的优势，并得到承担项目出版工作的中国中医药出版社大力配合，全面推进中医药古籍保护与利用网络体系的构建和人才队伍建设，使一批有志于中医学术传承与古籍整理工作的人才凝聚在一起，研究队伍日益壮大，研究水平不断提高。

本着“抢救、保护、发掘、利用”的理念，该项目重点选择近60年未曾出版的重要古医籍，综合考虑所选古籍的保护价值、学术价值和实用价值。400余种中医药古籍涵盖了医经、基础理论、诊法、伤寒金匮、温病、本草、方书、内科、外科、女科、儿科、伤科、眼科、咽喉口齿、针灸推拿、养生、医案医话医论、医史、临证综合等门类，跨越唐、宋、金元、明以迄清末。全部古籍均按照项目办公室组织完成的行业标准《中医古籍整理规范》及《中医药古籍整理细则》进行整理校注，绝大多数中医药古籍是第一次校注出版，一批孤本、稿本、抄本更是首次整理面世。对一些重要学术问题的研究成果，则集中收录于各书的“校注说明”或“校注后记”中。

“既出书又出人”是本项目追求的目标。近年来，中医药古籍整理工作形势严峻，老一辈逐渐退出，新一代普遍存在整理研究古籍的经验不足、专业思想不坚定等问题，使中医古籍整理面临人才流失严重、青黄不接的局面。通过本项目实施，搭建平台，完善机制，培养队伍，提升能力，经过近5年的建设，锻炼了一批优秀人才，老中青三代齐聚一堂，有效地稳定了研究队伍，为中医药古籍整理工作的开展和中医文化与学术的传承提供必备的知识和人才储备。

本项目的实施与《中国古医籍整理丛书》的出版，对于加强中医药古籍文献研究队伍建设、建立古籍研究平台，提高古籍整理水平均具有积极的推动作用，对弘扬我国优秀传统文化，推进中医药继承创新，进一步发挥中医药服务民众的养生保健与防病治病作用将产生深远影响。

第九届、第十届全国人大常委会副委员长许嘉璐先生，国家卫生计生委副主任、国家中医药管理局局长、中华中医药学会会长王国强先生，我国著名医史文献专家、中国中医科学院马继兴先生在百忙之中为丛书作序，我们深表敬意和感谢。

由于参与校注整理工作的人员较多，水平不一，诸多方面尚未臻完善，希望专家、读者不吝赐教。

国家中医药管理局中医药古籍保护与利用能力建设项目办公室

二〇一四年十二月

许 序

“中医”之名立，迄今不逾百年，所以冠以“中”字者，以别于“洋”与“西”也。慎思之，明辨之，斯名之出，无奈耳，或亦时人不甘泯没而特标其犹在之举也。

前此，祖传医术（今世方称为“学”）绵延数千载，救民无数；华夏屡遭时疫，皆仰之以度困厄。中华民族之未如印第安遭染殖民者所携疾病而族灭者，中医之功也。

医兴则国兴，国强则医强。百年运衰，岂但国土肢解，五千年文明亦不得全，非遭泯灭，即蒙冤扭曲。西方医学以其捷便速效，始则为传教之利器，继则以“科学”之冕畅行于中华。中医虽为内外所夹击，斥之为蒙昧，为伪医，然四亿同胞衣食不保，得获西医之益者甚寡，中医犹为人民之所赖。虽然，中国医学日益陵替，乃不可免，势使之然也。呜呼！覆巢之下安有完卵？

嗣后，国家新生，中医旋即得以重振，与西医并举，探寻结合之路。今也，中华诸多文化，自民俗、礼仪、工艺、戏曲、历史、文学，以至伦理、信仰，皆渐复起，中国医学之兴乃属必然。

迄今中医犹为国家医疗系统之辅，城市尤甚。何哉？盖一则西医赖声、光、电技术而于20世纪发展极速，中医则难见其进。二则国人惊羡西医之“立竿见影”，遂以为其事事胜于中医。然西医已自觉将入绝境：其若干医法正负效应相若，甚或负远逾于正；研究医理者，渐知人乃一整体，心、身非如中世纪所认定为二对立物，且人体亦非宇宙之中心，仅为其一小单位，与宇宙万象万物息息相关。认识至此，其已向中国医学之理念“靠拢”矣，虽彼未必知中国医学何如也。唯其不知中国医理何如，纯由其实践而有所悟，益以证中国之认识人体不为伪，亦不为玄虚。然国人知此趋向者，几人？

国医欲再现宋明清高峰，成国中主流医学，则一须继承，一须创新。继承则必深研原典，激清汰浊，复吸纳西医及我藏、蒙、维、回、苗、彝诸民族医术之精华；创新之道，在于今之科技，既用其器，亦参照其道，反思己之医理，审问之，笃行之，深化之，普及之，于普及中认知人体及环境古今之异，以建成当代国医理论。欲达于斯境，或需百年欤？予恐西医既已醒悟，若加力吸收中医精粹，促中医西医深度结合，形成21世纪之新医学，届时“制高点”将在何方？国人于此转折之机，能不忧虑而奋力乎？

予所谓深研之原典，非指一二习见之书、千古权威之作；就医界整体言之，所传所承自应为医籍之全部。盖后世名医所著，乃其秉诸前人所述，总结终生行医用药经验所得，自当已成今世、后世之要籍。

盛世修典，信然。盖典籍得修，方可言传言承。虽前此50余载已启医籍整理、出版之役，惜旋即中辍。阅20载再兴整理、出版之潮，世所罕见之要籍千余部陆续问世，洋洋大观。

今复有“中医药古籍保护与利用能力建设”之工程，集九省市专家，历经五载，董理出版自唐迄清医籍，都400余种，凡中医之基础医理、伤寒、温病及各科诊治、医案医话、推拿本草，俱涵盖之。

噫！璐既知此，能不胜其悦乎？汇集刻印医籍，自古有之，然孰与今世之盛且精也！自今而后，中国医家及患者，得览斯典，当于前人益敬而畏之矣。中华民族之屡经灾难而益蕃，乃至未来之永续，端赖之也，自今以往岂可不后出转精乎？典籍既蜂出矣，余则有望于来者。

谨序。

第九届、十届全国人大常委会副委员长

許嘉璐

二〇一四年冬

王 序

中医学是中华民族在长期生产生活实践中，在与疾病作斗争中逐步形成并不断丰富发展的医学科学，是中国古代科学的瑰宝，为中华民族的繁衍昌盛作出了巨大贡献，对世界文明进步产生了积极影响。时至今日，中医学作为我国医学的特色和重要医药卫生资源，与西医学相互补充、相互促进、协调发展，共同担负着维护和促进人民健康的任务，已成为我国医药卫生事业的重要特征和显著优势。

中医药古籍在存世的中华古籍中占有相当重要的比重，不仅是中医学术传承数千年最为重要的知识载体，也是中医为中华民族繁衍昌盛发挥重要作用的历史见证。中医药典籍不仅承载着中医的学术经验，而且蕴含着中华民族优秀的思想文化，凝聚着中华民族的聪明智慧，是祖先留给我们的宝贵物质财富和精神财富。加强对中医药古籍的保护与利用，既是中医学发展的需要，也是传承中华文化的迫切要求，更是历史赋予我们的责任。

2010 年，国家中医药管理局启动了中医药古籍保护与利用能力建设项目。这既是传承中医药的重要工程，也是弘扬优秀民族文化的重要举措，不仅能够全面推进中医药的有效继承和创新发展，为维护人民健康做出贡献，也能够彰显中华民族的璀璨文化，为实现中华民族伟大复兴的中国梦作出贡献。

相信这项工作一定能造福当今，嘉惠后世，福泽绵长。

国家卫生和计划生育委员会副主任

国家中医药管理局局长

中华中医药学会会长

王国强

二〇一四年十二月

马 序

新中国成立以来，党和国家高度重视中医药事业发展，重视古籍的保护、整理和研究工作。自 1958 年始，国务院先后成立了三届古籍整理出版规划小组，分别由齐燕铭、李一氓、匡亚明担任组长，主持制订了《整理和出版古籍十年规划（1962—1972）》《古籍整理出版规划（1982—1990）》《中国古籍整理出版十年规划和“八五”计划（1991—2000）》等，而第三次规划中医药古籍整理即纳入其中。1982 年 9 月，卫生部下发《1982—1990 年中医古籍整理出版规划》，1983 年 1 月，中医古籍整理出版办公室正式成立，保证了中医古籍整理出版规划的实施。2002 年 2 月，《国家古籍整理出版“十五”（2001—2005）重点规划》经新闻出版署和全国古籍整理出版规划领导小组批准，颁布实施。其后，又陆续制定了国家古籍整理出版“十一五”和“十二五”重点规划。国家财政多次立项支持中国中医科学院开展针对性中医药古籍抢救保护工作，文化部在中国中医科学院图书馆专门设立全国唯一的行业古籍保护中心，国家先后投入中医药古籍保护专项经费超过 3000 万元，影印抢救濒危珍、善、孤本中医古籍1640余种，开展了海外中医古籍目录调研和孤本回归工作。2010年，国家财政部、国家中医药管理局安排国家公共卫生专项资金，设立了“中医药古籍保护与利用能力建设项目”，这是继1982~1986年第一批、第二批重要中医药古籍整理之后的又一次大规模古籍整理工程，重点整理新中国成立后未曾出版的重要古籍，目标是形成并普及规范的通行本、传世本。

为保证项目的顺利实施，项目组特别成立了专家组，承担咨询和技术指导，以及古籍出版之前的审定工作。专家组中的许多成员虽逾古稀之年，但老骥伏枥，孜孜不倦，不仅对项目进行宏观指导和质量把关，更重要的是通过古籍整理，以老带新，言传身教，培养一批中医药古籍整理研究的后备人才，促进了中医药古籍保护和研究机构建设，全面提升了我国中医药古籍保护与利用能力。

作为项目组顾问之一，我深感中医药古籍保护、抢救与整理工作的重要性和紧迫性，也深知传承中医药古籍整理经验任重而道远。令人欣慰的是，在项目实施过程中，我看到了老中青三代的紧密衔接，看到了大家的坚持和努力，看到了年轻一代的成长。相信中医药古籍整理工作的将来会越来越好，中医药学的发展会越来越好。

欣喜之余，以是为序。

中国中医科学院研究员
马继兴

二〇一四年十二月

校注说明

《伤寒活人指掌图》为元代医家吴恕所著的外感热病专著。以骈文、绘图形式论述伤寒病传变证治及五运六气学说。以表格形式阐述伤寒脉象及80余种病证证治，评述伤寒药物炮制，论述元代药物剂量及与汉代剂量的关系，收集仲景方及后世医家验方（含法）约240首。丰富了中医外感热病理论与实践，对后世产生了一定影响。

一、作者生平与成书年代

吴恕，字蒙斋。《杭州府志》载：少贫，博极群书，因医术高超征至京师授太医院御医。吴氏念伤寒病传变不常，张仲景《伤寒论》旨意深幽，乃潜心研究，作赋以发隐，以仲景伤寒病证，画列成图，详其证治，名曰《指掌图》，以开示后学。书首贾度序言落款为“至元后戊寅”（1338），尚从善序言落款为“至元三祀”（1337）。从上可知，吴恕为元代至元年间钱塘人，曾任太医院御医。其成书年代据“至元三祀”当为元代惠宗至元三年，即公元1337年。

二、底本与校本

本书是元代重要外感热病专著。现存主要版本有中国中医科学院图书馆所藏元刻本《伤寒活人指掌图》、浙江省宁波市天一阁藏书楼所藏元刻本明补修本《伤寒活人指掌图》等。

中国中医科学院图书馆所藏元刻本《伤寒活人指掌图》，不分卷，书首有贾度、尚从善序言与目录，次为伤寒赋、伤寒脉法图、司天在泉图、五运六气图、伤寒病证证治、释音、药方料例、药方，载方剂约240首，书末有吴恕跋。由于本书是现存最早、内容最为齐全的版次，故本次整理以此作为底本，简称“元刻本”。

本次校勘所用的主校本、参校本等情况如下：

浙江省宁波市天一阁藏书楼所藏元刻本明补修本《伤寒活人指掌图》，约成书于明成化六年（1470）至成化十二年（1476）间。书首为吴氏自序（即元刻本之跋），次为目录（残缺）、伤寒赋（残缺）、伤寒脉法图（残缺）、制药例、药方、司天在泉图、五运六气图、伤寒病证证治，载方剂约240首，书末有刊刻者跋。此外，在《指掌图》章节开首较“元刻本”多“十干之图”“十二支图”二图。正文内容与“元刻本”基本相同，但无贾度、尚从善序，无《释音》，无《药方料例》中的《酌准料例》《增补药品》两篇。体例差别较大，疑为所据版本不同，或为后人整理时颠倒，本次整理作为主校本。简称“明补修本”。

明正统元年（1436）明代医家熊宗立将本书与宋代李知先《活人书括》合并又增补内容，名《类编伤寒活人书括指掌图论》付之刊刻。该书保存了《伤寒活人指掌图》内容，本次整理以此作为他校本，所用版本书首落款为“明正德丁卯（1507）仲冬存德书堂新刊”，书末落款为“明正德戊辰（1508）孟冬德新书堂重刊”。简称“书括指掌本”。

《医方类聚》“伤寒门”载录了《伤寒活人指掌图》中的《伤寒赋》《指掌图》（伤寒病证证治）《伤寒脉法图》《酌准料例》《增补药品》《制药例》《药方》等内容，本次整理一并作为参校本。所用版本为人民卫生出版社1982年版。

又有明刻本《伤寒活人指掌提纲》载录本书《伤寒赋》等内容，本次整理作为参校本，所用版本为丛书《医要集览》明刻本。简称“指掌提纲”。

此外，本书引用了《伤寒论》《太平惠民和剂局方》，朱肱《类证活人书》等内容，本次整理一起作为他校本。所用版本《伤寒论》为刘渡舟等《伤寒论校注》人民卫生出版社 1996 年版，《太平惠民和剂局方》为人民卫生出版社 1985 年版，朱肱《类证活人书》为人民卫生出版社 1993 年版（万友生等点校）。

三、内容与学术思想

《伤寒活人指掌图》主要内容有伤寒赋、伤寒脉法图、司天在泉图、五运六气图、伤寒病证证治、释音、药方料例、考证元制与汉制药物衡量之异、药方等。本书撷取《伤寒论》要旨，兼采诸家有关伤寒学验之精华，论述阐发仲景之学。明代医家童养学著《伤寒活人指掌补注辨疑》，对本书补注辨疑，可见对后世产生了一定影响。元代名医尚从善称本书“可以造仲景之阃奥”，“条分类析，可谓指掌”。是元代重要外感热病专著。

四、校注体例与原则

根据《中医药古籍整理细则》对本书整理校注。现将校注体例与原则说明如下：

1. 本次整理过程中除明显的错字外，其余文字一律不加改动。改正的文字均出校注说明。

2. 凡底本文字与校本不同而底本又不误的，采取以下处理方法：凡校本的字词有较大校勘价值的，一般加以收录写出校语；方剂中药物剂量底本与校本不同的，一般均出校记。

3. 底本中的异体字、俗写字、古字等径改成简化字。

4. 底本中通假字在首次出现时出校说明，并例书证。

5. 底本以“—”“——”符号代表标题或前文中出现的字

或词，本次整理均改为对应的字或词，以便阅读。

6. 原书中同一方剂方名前后不一，编码也有误。本次整理予以统一，并在首次出现处出校记，方名中药物位置调整及编码不出校记。

7. 原书中《伤寒赋》有眉批，本次整理用小字排列，前加“[批]”。

8.《伤寒赋》开首有“江浙省医蒙斋吴恕撰并注”，后有“伤寒赋终”，《指掌图》开首有“江浙省医蒙斋吴恕编次”，后有“指掌图终”，《药方料例》开首有“江浙省医蒙斋吴恕编次”，《药方》后有“药方终”等字样，本次一并删去，不出校记。

9. 原书繁体竖排，本次整理改为简体横排并加以标点。方后煎服法表示文字方位的“右”字，统一改为“上”。

10. 注释以解释字义词义为主，对一些多音字、冷僻字或容易读错的字加注汉语拼音和同音字。注文力求简明扼要，使用的都是第一手资料，所引资料皆举出处。

11. 书中引文一般均注出处，凡引文属原文的用“语见”，引文属意引的用“语本”，若引文出处与原著不同者用“语出”。

贾 序[①]

医之为道，其来尚矣。先圣味草木而明主治，详色脉而制经方，用济生民之患，其用意至不薄也，而得其要者盖鲜。至汉长沙太守张仲景谓百病无急于伤寒，遂著论以垂世，而杂病皆准是而损益之，而后医乃大备。后世依袭为方论者不一，但旨意幽深，文字蕃衍，学者尤未易得其要。故致绮绣[②]杂陈，眩目而莫辨；笙竽迭奏，聩耳而莫知。有能撮其要使人获简易之利者，犹未见其人也。钱唐[③]吴蒙斋以儒为医，学术精明，老而不倦，采摭群书，因情为约。作律赋以发其玄，制列图如指诸掌[④]。又于每图之下究明至理，分条析疑，展卷了然。不惟医者赖此而易知，士大夫之家得是以释疑，亦岂小补哉！刻梓[⑤]流行，使人无夭横，出其仁者之心，当无愧于前人矣。

时至元后戊寅[⑥]四月太中大夫两浙都转运盐使鱼台[⑦]贾度序

---

① 贾序：原无此二字，据文义补。

② 绮绣：有纹饰的丝织衣服。此喻医书医论繁多。

③ 钱唐：即钱塘。古县名，今浙江省杭州市。

④ 如指诸掌：出《论语·八佾》："或问禘之说。子曰：'不知也。知其说者之于天下也，其如示诸斯乎?'指其掌。"喻对事情非常熟悉了解。

⑤ 刻梓：刻板印刷。

⑥ 至元后戊寅：元惠宗至元四年（1338）。

⑦ 鱼台：今山东省济宁市鱼台县。

尚 序①

昔神农尝草木滋味而辨其性，以明三品之药。黄帝推运气加临而原其病，以别七方之用。厥后伊尹以炎帝遗法广为《汤液》，仲景以圣贤遗意撰论《伤寒》。历代明医著述经典以索理，彰明隐奥以索象，验诸理象而为图，求诸图以知阴阳灾怪而辨病焉。此学者所不得不尽心，能尽心然后能处方，能处方然后能活人也。余自丱角②留心仲景，二十年间粗通厥旨。非若朱奉议、成无已、庞安常、谢复古③、李明之④者流，洞达晓了而入仲景之兰室矣。后之人鲜能用心，欲以寡闻浅见而究其大义，于立谈⑤之顷妄意处治，而欲劫⑥效于目前。则气血飞张，阴阳错乱，调理之道俱不得长沙公治伤寒立方法之本旨。所以全活者寡，而死横者众。故西晋叔和有冤魂塞于冥路，死骸盈于旷野⑦之讥。仁者鉴此，岂不痛欤！仆提学⑧江浙，蒙斋吴氏携所撰《伤寒指掌图》见示。首以八韵赋述传变之缓急，中则隐括仲景三百九十七法及集后代可传效验方法，横竖⑨界

---

① 尚序：原无此二字，据文义补。

② 丱（guàn 观）角：头发束成两角状。指童年或少年。

③ 谢复古：宋代医家。曾任翰林学士，以精于医药闻名，于伤寒证治颇有研究，能发仲景之奥旨。撰有《难经注》。

④ 李明之：即金元医家李东垣，“明之”为其字。

⑤ 立谈：站着说话。喻时间短暂。

⑥ 劫：强取。

⑦ 冤魂塞于……盈于旷野：语本《伤寒论·伤寒例》。下文“仁者鉴此，岂不痛欤”同。

⑧ 提学：官名。掌管州县学政。元有儒学提举司。

⑨ 横竖：纵横交错。

为八十余图，条分类析，可谓指掌。一阅而完，有补于卫生①之家多矣。使后觉之士易知而易行。傥家有此本，不费翻阅之劳而通治法之大体。扩而充之，士不执方而知权②，能随病而增损，妙出意外，可以造仲景之阃奥③，则斯图不为虚设矣。于是乎书。

时至元三祀菊节④后五日成和郎江浙等处官医提举尚从善⑤序

① 卫生：养生；保护生命。

② 权：变通；不依常规。

③ 阃（kǔn 捆）奥：深邃的内室。此喻仲景之书学问之深奥。

④ 菊节：菊花节简称，即重阳节。

⑤ 尚从善：元代医家。字仲良，曾任太医、御诊、江浙医学提举等职。著有《本草元命苞》《伤寒纪玄妙用集》等。

目 录

药方料例

伤寒赋八韵并注

［批］一韵　**伤寒为病反复变迁，赖先师究详之遗旨，成后学诊治之良诠。太阳则头疼身热脊强。**足太阳之脉，从头项连风府，行于腰背，故头项痛，腰脊强。**阳明则目痛鼻干不眠。**足阳明之脉，从目络于鼻，故目痛，鼻干，不得卧。**少阳耳聋胁痛寒热，呕而口为之苦。**足少阳之脉，循胁络于耳，故病胁痛，耳聋。**太阴腹满自利，尺寸沉而津不到咽。**足太阴之脉，布于脾胃，络于嗌喉，故腹满，自利而咽干。**少阴舌干口燥。**足少阴之脉，络于肺，系舌本，故舌口干燥。**厥阴烦满囊拳**[①]。厥阴之脉，循阴器，络于肝，故烦满而囊缩。**一二日可发表而散，**一二日邪在表，可以汗解。**三四日宜和解而痊，**半表半里，可用小柴胡汤和解。**五六日便实，方可议下，**热传下焦，五六日，如大便实，方可下也。**七八日不解，又复再传。**病至六日为传经遍，七日当少间。不愈者，为邪再传经也。**日传二经，病名两感。经传六日，应无一全。**常病日传一经，至六日传足当愈。两感伤寒，一日传太阳、少阴，膀胱与肾俱病。二日传阳明、太阴，胃与脾俱病。三日传少阳、厥阴，胆与肝俱病。三日传遍，至六日再传，不可救矣。**太阳无汗，麻黄为最。**太阳伤寒，服麻黄汤发散。**太阳有汗，桂枝可先。**太阳中风，服桂枝汤解肌。**小柴胡为少阳之要领。**少阳一证，宜服小柴胡汤。**大柴胡行阳明之秘坚。**阳明内实便难，当服大柴胡汤。**至三阴则难拘定法，或可温而或可下。**太阴自利不渴，脏寒也，四逆汤，理中汤。太阴腹痛甚者，桂枝加大黄汤。少阴小便色白，甘草干姜汤。少阴口

---

① 拳：通“蜷”。卷曲。《庄子·人间世》：“其棱细则拳曲。”

燥，咽干，大承气汤。厥阴下之，利不止，四逆汤。厥阴尺寸沉短，囊必缩，毒气入脏也，承气汤下之。故不可拘于定法也。**宜数变以曲全①生意②，或可方而或可圆。**

［批］二韵 **且如阳证下之早者乃为结胸。**病发于阳，下之早者，则心下坚满，按之石硬而痛，则为结胸也。**阴证下之早者因成痞气。**病发于阴，下之早者，则胸满而不痛，为痞气也。**发狂为血蓄于内，又大便之极实。**发狂有二，阳毒热极，大便秘而狂者。有血蓄下焦，瘀极而狂者。**发黄乃热积于中，兼小便之不利。**黄乃宿谷③与湿气相搏④而生热，又水道⑤不通，故发黄。**微喘缘表之未解，**微喘而脉浮者，此太阳证未罢，再用麻黄桂枝之类解之。**喘满而不恶寒者当下而痊。**喘满不恶寒，此表证已罢，当用大小承气下之。**微烦为阳之相胜，**脉浮身热微烦，属太阳，此阳胜于阴，大青龙汤证也。**烦极而反发厥者乃阴所致。**阴胜于阳则发厥，脉沉而烦躁不已者，死证也。**狐惑⑥盖缘失汗，虫食脏及食肛。**其人素有虫，始因失汗，汗气熏蒸，致虫食其脏与肛门，治以雄黄、桃仁，杀虫之义也。**蛔厥却缘多饥，虫攻咽及攻胃。**蛔厥，亦胃中元⑦有长虫，因病过饥，虫逆上而出，治以乌梅丸。**渴乃烦多，斑为热炽。**阳毒热极，故发斑斓。**阳明内实，则为寒热往来。**乃阴阳相胜也。

---

① 曲全：语出《老子》：“曲则全，枉则直。”《庄子·天下》：“人皆求福，己独曲全。”指曲意保全的意思。

② 生意：生机。

③ 宿谷：指胃肠中滞留的食物。

④ 搏：疑为“抟”繁体“摶”之误。抟（tuán 团），聚合。

⑤ 水道：水液运行的通道。此指小便。

⑥ 狐惑：病证名。以目赤眦黑、口腔咽喉及前后阴溃疡为特征的病证。以其神情恍惚，惑乱狐疑，故名。

⑦ 元：原本。

若内实者，悉归阳明，当下之。**太阳中风，因作刚柔二痓**①。太阳中风，又感寒湿，无汗为刚痓，有汗为柔痓。发则强急，口噤如痫，通用小续命汤。**衄血虽为欲解**，太阳病，自衄者，为欲解也。**动阴血者为厥竭之忧**。发少阴汗而动血，致血从口鼻耳目出，为下厥上竭，乃死证也。**厥利虽若寻常，反能食者有除中之忌**。《经》曰：厥而利，当不能食，反能食者为除中，不可治也②。**厥有二端，治非一类。阴厥脉沉而细初缘利过**，未厥前，下利不渴，后发厥者，阴厥也。**阳厥脉滑而沉始因便秘**。未厥前，大便秘，烦渴，后发厥者，阳厥也。**治阳则芒硝大黄**，大承气汤也。**治阴则附子姜桂**。四逆汤、建中汤也。**死生系反掌之间，脉药可折肱③而治**。《传》云：三折肱知为良医。

［批］三韵 **因知风温汗不休当用汉防已**。发汗后身犹灼热，名风温。身重，汗出者，汉防已汤。**胸痞利不止宜服禹余粮**。痞而利不止，当治下焦，赤石脂禹余粮汤。**并病归于一经，邪不传兮表解疾愈**。并病者，始于二阳合病，后并于一经。若并于太阳，仍用微汗，并于阳明，仍用微下。若并于少阳，仍用小柴胡汤。**战汗分为四证，阳胜阴兮热退身凉**。战汗四证，以寒热作而战汗解矣。此阳胜于阴，战胜而愈。**咳逆者羌活附子**，脉微细，咳逆者，胃有寒，羌活附子汤。**腹痛者桂枝大黄**。关脉实，腹满，按之痛者，桂枝加④大黄汤。**微虚相搏则为短气**，气不接续也。风湿不欲去衣者，甘草附子汤。太阳下之，心下硬，陷胸汤。水停心下，五苓散。**劳食**

---

① 痓（zhì 至）：当是“痉”之误。本书同。又：痓，痓病属轻者。

② 厥而利……不可治也：语本《伤寒论·辨厥阴病脉证并治》。

③ 折肱：喻久经磨练而富有经验。《左传·定公十三年》有“三折肱知为良医”之说。

④ 加：原脱，据《伤寒论》补。下同。

再复乃成内伤。病新差后，劳力伤食，再复热者，枳壳栀子汤、麦门冬汤。**阳明背恶寒而唇口燥，悬知**[1]**白虎为最**。背恶寒，口燥渴，白虎加人参汤。**少阴身体痛而筋肉惕，乃闻真武至强**。少阴有汗，筋肉惕，身体痛者，真武汤。**将欲发黄先出头汗**，头汗出，剂[2]颈而还，发黄证也，茵陈汤。**始因火迫终至亡阳**。用火迫于周身取汗，以致亡阳，烦躁，惊狂者，柴胡加[3]龙骨牡蛎汤。**渴欲饮水，水入即吐者五苓散**。渴欲饮水，水入即吐，名水逆，五苓散。**燥欲漱水，水入不下者犀角汤**。阳明身热，头痛，漱水不欲咽，此瘀血，必发狂，并用犀角地黄汤。

［批］四韵　**况乃大青龙兼理风寒**，伤寒见风、伤风见寒，大青龙汤。**小承气正蠲**[4]**潮热**，汗后潮热，不恶寒，腹满而喘者，小承气汤[5]。**不得眠而烦躁甚，鸡子入于黄连**。少阴病，二三日，心烦，不得眠，黄连鸡子汤。**但有热而呕哕频，姜汁加于竹叶**。应[6]热而呕者，竹叶石膏汤加生姜汁。**一匕瓜蒂散，吐伤寒中脘痰涎**。**三物桃花汤，理少阴下利脓血**。湿毒下利脓血，桃花汤。**厚朴半夏治腹胀为偏宜**[7]，太阳病，发汗后，腹胀者，厚朴半夏甘草人参汤[8]。**葱白麻黄理头疼为至裁**。头疼如破，连须葱白汤、葛根葱白汤。太阳头疼，麻黄汤。**调温毒可用黑膏**，发斑，呕逆心烦，脉洪数者，黑膏。**散赤斑当行紫雪**。阳毒发斑者，用紫雪。**吐血者，须**

---

① 悬知：料想；预知。
② 剂：通“齐”。《说文》：“剂，齐也。”
③ 加：原脱，据《伤寒论》补。下同。
④ 蠲（juān 绢）：除去，免除。
⑤ 小承气汤：原作“小青龙汤”，医理不通。据书括指掌本改。
⑥ 应：受。
⑦ 偏宜：最宜；特别合适。下文“至裁”意同。
⑧ 原朴半夏甘草人参汤：原作“厚朴半夏人参甘草汤”，据本书《药方》篇改。下同。

煎黄连柏皮。热毒深入，吐血者，柏皮汤，方用柏皮、黄连、黄芩。咽痛者，通用猪肤甘桔。少阴病，法当咽痛，治用猪肤汤、桔梗汤①。三物白虽云颇峻，散结胸寒实中焦。寒实结胸，三物小陷胸汤、白散治之。十枣汤固非泛常，治痞满痛连两胁。表证罢，心下痞，干呕，咳而短气，胁下痛，此邪热内蓄而有伏饮，十枣汤。

［批］五韵　加以大热错语呻吟干呕者，黄连解毒。伤寒已得汗解，因饮酒复剧，烦闷错语，呻吟不得卧，黄连解毒汤。脉迟热多寒少血弱者，黄芪建中。伤寒热多寒少，尺脉迟者，血少也，黄芪建中汤。汗之过多，动悸而惕。汗为心液，汗多则心空而动惕，宜服桂枝甘草汤以和之。下之先时，懊侬在胸。表未解而下之，引入胸中，故懊侬不安，以栀子豉汤微吐之，逐其邪。旋覆代赭，理心痞而噫不息。发汗吐下后，心下痞，噫气不除，旋覆代赭汤。桂麻各半，疗身痒而汗不通。桂麻各半汤，理太阳，面有热色，未欲解也。以其不能得小汗出，其身必痒。劳复身热，汤名豭鼠粪②。劳复身热及男子阴易，豭鼠粪汤。肠垢脐热，药用白头翁。协热而利，脐下必热，白头翁汤。疫疠者，春夏秋冬各有法，用须十全九证。疫疠者，四时不正之气也。各有治法，通用败毒散。《难经》曰：上工者十全九③。百合者，行住坐卧皆不定，号为百脉一宗。百脉一宗，悉致其病，欲食不能食，欲行坐又不能行坐，药入口即吐，如有鬼神，百合知母汤、百合地黄汤、滑石代赭汤。

［批］六韵　常谓多眠身犹灼热，风温可用萎蕤。汗后身犹灼

---

① 桔梗汤：原作“甘桔汤”，据本书《药方》篇改。下同。

② 豭（jiā 夹）鼠粪：雄鼠的粪。豭，雄性动物。豭鼠粪汤出《外台秘要》引《范汪方》。别名立效汤。由薤一大把、豭鼠粪十四枚组成。主治伤寒病后，男子阴易。

③ 上工者十全九：语见《难经·十三难》。

热，自汗喘息，嘿嘿欲眠，四肢不收，萎蕤汤。**不眠心蕴虚烦，敛汗必须酸枣**。吐汗下后，昼夜不得眠者，酸枣汤。**手足挛搐当末**①**牛蒡根**，汗出时盖覆不周，致腰背手足抽搦，牛蒡根散。**咳嗽生痰宜行金沸草**。伤寒咳嗽生痰，金沸草散。**不可汗本有数种，动气**②**与风湿脉虚**。衄血脉迟，风温湿毒，动气左右上下，皆不可汗。**不可下自非一端，动气与阳浮在表**。表证未罢，呕吐脉虚，动气左右上下，皆不可下。**湿证不可汗伤**，中湿、风湿、湿温，皆不可汗。**霍乱多缘热恼**。霍乱与中暑相类③，多因天暑地沸，阴阳挥霍撩乱而成。宜先与暑药，分其清浊，不渴者，方可温之。**温病发于春夏，要须柴葛以解肌**。温病有风温、湿温，多发于春初及夏至前，多用升麻葛根汤、小柴胡汤。**奔豚协逐寒邪，多用桂苓为可保**。奔豚从小腹上冲心者，桂枝加桂汤。

［批］七韵 **盖闻乍寒微热名似疟，不呕清便必自愈**。伤寒后，寒热往来，如疟，日一发，或二三发，不呕，清便，必自愈也。**脐痛引阴名脏结，下利白胎不可医**。状如结胸，时时自下利，舌上白胎，脐痛引阴筋者，名脏结。死，不治。**口燥咽干虽少阴，下莫可缓**。少阴病，得之二三日，口燥咽干者，急下之，宜大承气汤。盖少阴属肾，邪热消灼肾水，故急下之。**肉瞤筋惕发动气，汗以致羸**。《经》曰：动气在左，不可发汗，发汗则筋惕肉瞤④。**阳明与少阳合病，脉弦者名曰负**⑤。阳明少阳合病，脉长者为顺，脉弦者为负，负者死。盖少阳之木，克阳明之土也。**伤寒与热病将痓，食多**

① 末：明补修本、书括指掌本、《医方类聚》同。指掌提纲作“求”。

② 动气：悸动。

③ 类：原作“复”。明补修本、书括指掌本、《医方类聚》均作“类”，义胜。据改。

④ 动气在左……筋惕肉瞤：语本《伤寒论·辨不可发汗病脉证并治》。

⑤ 负：阳明少阳合病，脉弦，依五行学说为木克土，故曰负。

者号曰遗①。病已愈，多食曰遗。遗者，便不禁也。自汗有风温、湿温，若亡阳则术附可用。风温、湿温，皆不宜汗，汗多亡阳，宜术附汤。身痛有表证、里证，若阴毒则四逆尤迟。头疼发热，身拘急痛，此太阳表证，可发散而愈。若身痛如被杖，厥逆下利，此阴毒也。用四逆汤尤恐迟矣。脾约者，大便难而小便数，治用大黄枳壳。《经》曰：大抵溲数则大便难，其脾为约②。脾约丸：杏仁、枳壳、大黄、白芍药、麻子仁等药也。协热者，小便涩而大便利，用须黄连当归。发热，小便涩，而大便利者，此为协热，用赤石脂丸。黄连、当归、赤石脂、干姜等药也。呕吐有寒有热，寒则当温，热当以解。寒多而呕者，理中汤、小橘皮汤。热多而呕者，竹叶加生姜汁汤、猪苓汤。谵语有虚有实，实则可下，虚不可为。胃实谵语，大小承气汤下之。《经》曰：直视，喘满，谵语者，死③。此正气脱绝，言语妄诞，故不可为。阳毒则狂斑烦乱，以大青升麻可回困笃。阳毒用青黛一物汤、阳毒升麻汤。阴毒则唇青厥逆，以正阳甘草或拯颠危。阴毒用正阳散、阴毒甘草汤。发厥时胸烦尤甚，此脏气厥而精神散。发厥肤冷而躁，无时暂安，名曰脏厥。不治。大汗后身热愈盛，此阴阳交而魂魄离。汗后不为汗衰，名阴阳交。不治。

［批］八韵　嗟夫！生死之关，阴阳是主，阳脉见于阴经，其生也可知。《经》曰：阴病见阳脉者生④。阴脉见于阳经，其死

---

① 遗：遗留。此指热病恢复期因过多进食而致的食复。

② 大抵溲数……其脾为约：语本《伤寒论·辨阳明病脉证并治》。

③ 直视喘满谵语者死：语本《伤寒论·辨阳明病脉证并治》。直视，眼球转动不灵活。

④ 阴病见阳脉者生：语见《伤寒论·辨脉法》。下文“阳病见阴脉则死”同。

也可许。阳病见阴脉则死。土衰木王[1]则为贼，能无克制之灾。少阳阳明合病，脉当长而弦。少阳胆木也，阳明胃土也。阳明脉不王，独见弦急之脉，此木克土也。为鬼贼之脉，名曰负。负者，相负也。不治。水升火降则为和，会见欢欣之举。水为肾，火为心，病将痊愈，心火下降，则手足温而外无热。肾水上升，则津液生而精神回。此生意也。缘伤寒传变之不常，非杂病径直而可取。是用潜笃心神，洞窥脏腑，推恻隐之端以济乎今，拯疲癃[2]之疾以遵乎古。庶几可登仲景之堂，不负乎谆谆之语。

① 王：通“旺”。清代朱骏声《说文通训定声·壮部》：“王，叚借为旺。”

② 疲癃：曲腰高背之疾。此泛指患病者。

伤寒脉法图上

<table>
<tr><td colspan="3">阳脉　阴病见阳脉则生</td><td rowspan="4">四时脉</td><td rowspan="4">春 脉弦属肝　夏 脉洪属心
秋 脉浮属肺　冬 脉沉属肾
脾脉中缓，分王于辰、戌、丑、未之月①，各一十八日，共②七十二日也</td></tr>
<tr><td>大</td><td>满指散蔓
虚而洪盛</td><td>大为血虚，大为病进，大为气盛。浮大昼加，中缓而大，为胃土正脉</td></tr>
<tr><td>浮</td><td>重按不足
轻按有余</td><td>浮为在表，浮而缓为太阳中风，浮而紧为太阳伤寒。
浮而数，浮为风，数为虚，则洒淅恶寒也</td></tr>
<tr><td>数</td><td>去来促急
一息频至</td><td>数为热、为实。浮而数，可发汗。
浮数而大，邪气传也。
浮数而微，邪气不传也</td></tr>
<tr><td>动</td><td>当关如豆
厥厥动摇</td><td>阴阳相搏，名曰动。阳动则汗出，阴动则发热，形冷恶寒，此三焦伤也。数脉见于关上，上下无头尾，如豆大，厥厥动摇，名曰动③。为阳虚、为痛</td><td rowspan="2">六经本脉</td><td rowspan="2">太阳 尺寸俱浮　阳明 尺寸俱长
少阳 尺寸俱弦　太阴 尺寸俱沉细
厥阴 尺寸俱沉　少阴 尺寸俱微缓⑤</td></tr>
<tr><td>滑</td><td>状如转珠
圆盛而实</td><td>翕、奄、沉为滑④。翕，合也。言张而复合也，故曰翕，为正阳。沉，言忽降而下，故曰沉，为纯阴，方翕合而降下也。奄，谓奄忽之间。此阴阳和合也。为实、为吐</td></tr>
</table>

① 辰戌丑未之月：依次指农历三月、九月、十二月、六月。

② 共：原作“冬”，据书括指掌本改。

③ 阴阳相搏……名曰动：语见《伤寒论·辨脉法》。

④ 翕奄沉为滑：语见《伤寒论·平脉法》。下文“翕为正阳”“沉为纯阴”“阴阳和合”同。

⑤ 太阳尺寸皆浮……厥阴尺寸皆微缓：语本《伤寒论·伤寒例》。

续表

<table>
<tr><td colspan="3">阴脉　阳病见阴脉则死</td><td rowspan="4">残贼脉</td><td rowspan="4">弦、紧、浮、滑沉、涩，此六者，名曰残贼，能为诸脉作病也④。
风则脉浮，寒则脉紧，中暑脉滑，中湿脉涩。
伤于阴则脉沉，伤于阳则脉浮⑤。
弦为痛，纯弦为死脉</td></tr>
<tr><td>沉</td><td>轻按不足
重按有余</td><td>沉为在里，为寒、为实、为水。沉细夜加，沉则荣气微也</td></tr>
<tr><td>涩</td><td>按之战栗
如刀刮竹</td><td>荣气不足也。为少血、为亡汗、为逆冷。阴脉迟滞，故知亡血①</td></tr>
<tr><td>弱</td><td>轻软无力
按之欲绝</td><td>卫气弱，名曰惵。荣气弱，名曰卑。惵卑相搏，名曰损②。
阴脉弱则血虚，血虚则筋急也③</td></tr>
<tr><td>弦</td><td>状如弓弦
紧动不移</td><td>脉浮紧，名曰弦⑥。为痛、为寒、为水气。纯弦劲急，死脉也</td><td rowspan="2">同等脉</td><td rowspan="2">寸口、关上、尺中三处，大小、浮沉、迟数同等，虽有寒热不解，此脉阴阳为和平，虽剧必愈⑦</td></tr>
<tr><td>微</td><td>极细而软
似有若无</td><td>卫气衰也。为衄、为泄、为亡汗、为亡阳</td></tr>
</table>

---

① 阴脉迟滞，故知亡血：语见《伤寒论·辨脉法》。滞，《辨脉法》作“涩”。

② 卫气弱……名曰损：语见《伤寒论·平脉法》。惵（dié 叠），恐惧。卑，低下。

③ 阴脉弱则血虚，血虚则筋急也：语见《伤寒论·辨脉法》。

④ 弦紧浮滑……诸脉作病也：语见《伤寒论·平脉法》。

⑤ 风则脉浮……伤于阳则脉浮：语见《注解伤寒论·平脉法》成无己注文。

⑥ 脉浮紧，名曰弦：语见《伤寒论·辨脉法》。

⑦ 寸口……虽剧必愈：语见《伤寒论·辨脉法》。三，原作“二”，《辨脉法》、明补修本均作“三”。据改。

伤寒脉法图下

结	往来迟缓 时止复来	脉来缓，时一止复来，名曰结。阴盛则结。结者，阴阳气不相杂。 脉蔼蔼如车盖者，阳结也①。阳气结于外。脉累累如循长竿者，阴结也。阴气结于内
促	往来急数 时止复来	脉来数，时一止复来，名曰促。阳盛则促。盖阴阳之气，缓数不相续也，故为病脉。非若结代之脉，动而中止。为饮、为痰
濡	上下和柔 按之虚弱	阳脉寸口也浮大而濡。阴脉尺中也浮大而濡。上下同等为和。又为虚，为痹，为自汗
缓	动无偏胜 去来微迟	阴阳脉，浮大而濡，上下同等，名曰缓。缓为病后阴阳将复而和缓也。小快于迟。若寻常迟缓，则为虚、为风
紧	去来过常 动如转索	阳脉紧，雾露之气中上焦。阴脉紧，寒邪中下焦。上焦为太阳，主头痛、项强。下焦为少阴，主内栗、足膝逆冷。诸紧为寒、为痛
迟	去来极缓 一息三至	迟为在脏，迟为寒。 阴脉迟涩，故知血亡

微衰脱绝脉	脉瞥瞥如羹上肥者，阳气微也。 脉萦萦如蜘蛛丝者，阳气衰也。 脉绵绵如泻漆之绝者，亡其血也②。 脉浮而洪，身汗如油，喘而不休，此为命绝③
浮沉迟数脉	诸浮为在表为阳， 诸沉为在里为阴， 诸迟为在脏为寒， 诸数为在腑为热
时脉	立夏得洪大脉是其本位，其人病身体苦疼重者，须发其汗。若明日身不疼不重者，不须发汗。若汗濈濈自出者，明日便解矣。何以言之？立夏得洪大脉，是其时脉，故使然也。四时仿此④

① 脉蔼蔼……阳结也：语见《伤寒论·辨脉法》。下文“脉累累如循长竿者，阴结也”同。

② 脉瞥瞥……亡其血也：语见《伤寒论·辨脉法》。

③ 脉浮而洪……此为命绝：语本《伤寒论·辨脉法》。

④ 立夏得洪大脉……四时仿此：语见《伤寒论·辨脉法》。濈濈（jí 急），汗出貌。此指连续不断地汗出。

续表

芤	中空旁实 浮之又浮	荣气不足也。 为虚、为失血		或曰：杂病以弦为阳，伤寒以弦为阴。杂病以缓为阴弱，伤寒以缓为和缓。何也？曰：杂病以弦为阳者，脉近乎浮实也。伤寒以弦为阴者，弦乃阳，为阴所郁。如春时寒气尚凛，阳不得发越，故春脉弦。《经》云“厥阴之至其脉弦②”是也。若缓者，伤寒以大为病进，缓为邪退，邪退病除，则气脉和缓，故为欲愈之脉。杂病以紧为七表，伤寒以紧为少阴。盖紧者，仲景多言咽痛、下利、虚损、多汗等证。然在阳经则浮而紧，在阴经则沉而紧也。若时疫流行，《经》所谓“天地之气，胜复之作，不形于证③”，诊当于运气内求之
散	按之解散 阴阳离也	伤寒咳逆上气，其脉散者，死。 谓其形损故也①		
革	气血改革 不循常度	脉弦而大，弦则为减，大则为芤，减则为寒，芤则为虚，寒虚相搏，此名为革。 妇人则半产、漏下。男子则亡血、失精		
代	动而中止 不能自还	真气衰极，脉不自动，因呼吸相引而动，为死脉也		

① 伤寒咳逆上气……形损故也：语见《伤寒论·辨脉法》。

② 厥阴之至其脉弦：语见《素问·至真要大论》。

③ 天地之气……不形于证：语见《素问·五运行大论》。证，《素问·五运行大论》作“诊”。

指掌图

此图之设，盖取其易览耳。今以司天在泉，运气主客，冠于首者。所谓风寒燥湿，君相之火，上下相临，阴阳胜复，五运化纪，六气主治，医者不可不知也。仲景曰：治伤寒不知运气如涉海问津，不识经络如触途①冥行。此则具其大略，继以伤寒治证，始于发热，终于不治之证，计八十九图。惟经络图，伤寒诸书悉有之，兹不复赘，虽不能兼该②具备，其间如同类之证，并而为一，所不尽者，亦散在诸证中，观者幸触类而长③之。

一、司天在泉图

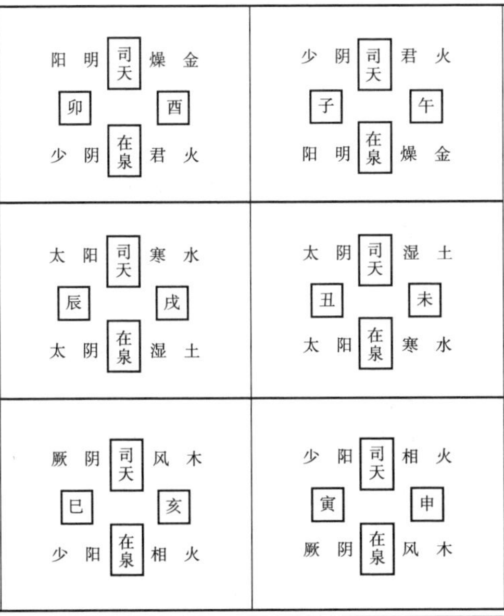

《经》云：先立其年，以明其气④。是知司天在泉，上见下临，为其始也。如子、午、卯、酉，阴阳互换，六气在其中矣。胜复之理，补泻之法，可从而推之。《诀》曰：子午少阴君火天，阳明燥金应在泉，丑未太阴湿土上，太阳寒水两连绵，寅申少阳相火旺，厥阴风木地中联，卯酉却与子午倒，辰戌巳亥亦皆然

① 触途：处处，各处。
② 兼该：兼备，包括各个方面。
③ 触类而长：指掌握一类事物知识，就能据此而增长同类事物知识。
④ 先立其年以明其气：语见《素问·六元正纪大论》。

续表

<table>
<tr>
<td>二、五运之图</td>
<td>少徵　戊癸　太徵
不及伏明之纪　岁会　火运　天符　平气　升明之纪　太过赫曦之纪

太乙天符岁会

太商　乙庚　少商
太过坚成之纪　岁会　金运　天符　平气　审平之纪　不及从革之纪

承岁为岁会

少宫　甲己　太宫
不及卑监之纪　岁会　土运　天符　平气　备化之纪　太过敦阜[1]之纪

应天为天符

太角　丁壬　少角
太过发生之纪　岁会　木运　天符　平气　敷和之纪　不及委和之纪

三合为治

少羽　丙辛　太羽
不及涸流之纪　岁会　水运　天符　平气　静顺之纪　太过流衍之纪</td>
<td>岁会者，甲己化土而遇辰戌丑未之岁；乙庚化金而遇申酉岁之类是也。太乙天符，如乙酉岁，乙庚化金而遇酉，又上见燥金司天是也。天符者，如丙戌岁，丙辛化水，上见寒水司天是也。同天符者，如庚子庚午岁，下临燥金在泉。同岁会者，如辛丑辛未岁，下临寒水在泉是也。岁遇天符岁会则为平气，阳干阳辰则为大过，阴干阴辰则为不及也</td>
</tr>
<tr>
<td>三、六气之图</td>
<td>天以六气动而不息上应乎客
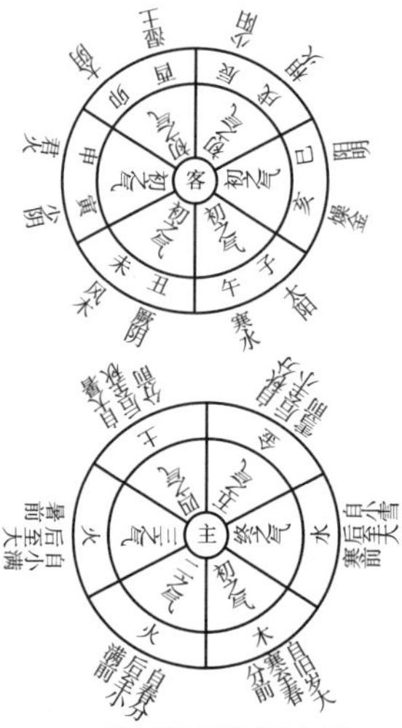
地以五行静而守位下应乎主</td>
<td>太阳寒水，治宜甘热；阳明燥金，治宜苦温；少阳相火，治宜咸寒；太阴湿土，治宜苦热；少阴君火，治宜咸寒；厥阴风木，治宜辛凉。六气之行，各居六十日有奇，以其时而化其气，过犹不及，病乃生焉。故察其盛衰，以味折之，以正其气。《经》云：必折其郁气，而取化源，益其岁，无使邪胜，使暴过不生，苛疾不起[2]。是理岁之大要也</td>
</tr>
</table>

① 敦阜：原作“训阜”，明补修本、书括指掌本同。据《医方类聚》改。《素问·五常政大论》载：“土曰敦阜。”“敦”作“训”，系避南宋光宗赵惇之讳。本书作者是元代人，没有必要为宋帝避讳，疑作者引文据南宋五运图所致。

② 必折其郁气……苛疾不起：语本《素问·六元正纪大论》。

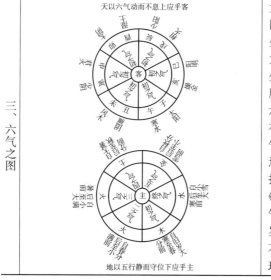

四、**发热**上	太阳	阳明	
桂枝汤一 桂枝二越婢一汤十一 麻黄汤二十 麻黄加①知母石膏汤二十四 升麻葛根汤六十二 调胃承气汤六十八 大承气汤六十六 大柴胡汤四十二 葛根汤三十 桂枝去桂加茯苓白术汤②十九 小柴胡汤四十三 小柴胡加桂汤五十 竹叶加姜汁汤③八十五	太阳头疼，发热，有汗，恶风，桂枝汤。 太阳身热，汗出濈濈然，脉浮者，桂枝汤。 太阳中风，自汗，啬啬恶寒，淅淅恶风，翕翕发热，鼻鸣干呕，桂枝汤。 太阳发热恶寒，热多寒少，脉微弱者，无阳也，不可汗，桂枝二越婢一汤。 太阳头疼，发热，无汗，恶风，麻黄汤。 太阳发热，无汗而喘，麻黄汤。 太阳无汗，发热，夏至后麻黄加知母石膏汤。 太阳无汗，恶寒发热，升麻葛根汤。 太阳脉浮紧，无汗发热，自衄者愈	身热，汗出濈濈然，脉实者，调胃承气汤。 汗后不恶寒，但热者，实也，调胃承气汤。 阳明发热汗多者，急下之，大承气汤。 太阳病三日，发汗不解，蒸蒸发热，属胃也，调胃承气汤。 内实身热，汗不出，反恶热，大柴胡汤。 伤寒发热，汗出不解，心下痞硬，呕吐而利，大柴胡汤。 阳明发热，大便不秘者，白虎汤和解之	太阳初受病，脉浮，发热，此表证也，属足太阳膀胱经。膀胱主分津液，实腠理。缘其津液不分，腠理不密，故风寒客之。风则伤卫，发热汗出恶风者，卫中风也。寒则伤荣，发热无汗恶寒者，荣中寒也。中风发热，当用桂枝④以解肌。中寒发热，

① 加：原脱，据本书《热病》篇补。下同。

② 桂枝去桂加茯苓白术汤：原作："桂枝加减汤"，据本书《药方》篇改。下同。

③ 竹叶加姜汁汤：此方本书未载。疑为《药方》篇方八十五竹叶汤加姜汁。下同。

④ 桂枝：此指桂枝汤。下文"麻黄"，指麻黄汤。

续表

小青龙汤三十八 大青龙汤三十六 真武汤百三十九 白虎汤七十 白虎加人参汤七十一 栀子豉汤八十八 猪苓汤百二十四	天行时疾，一二日，身热如火，头痛肉瞤，脉洪大，葛根汤。 服桂枝汤或下之，仍头项痛，发热无汗，心下满，小便不利，桂枝去桂加茯苓白术汤。 太阳发热，无汗而渴，小柴胡汤。不渴，外有微热，小柴胡加桂汤。应发热而呕，竹叶加姜汁汤。 太阳表未解，心下有水气，干呕，发热而咳，或渴、或呕、或小便不利、小腹满、或喘，小青龙汤。 太阳中风，脉浮紧，恶寒身痛，无汗发热，烦躁，大青龙汤。 太阳发汗，汗出不解，仍发热，心下悸，头眩，身瞤动，振振欲擗地，真武汤	伤寒发热，脉浮，无汗，表不解者，不可与白虎。渴欲饮水，无表证者，白虎加人参汤。 阳明脉浮而紧，咽燥口苦，腹满而喘，发热汗出，不恶寒，反恶热，身重。若发汗则燥，心愦愦，反讝语。若加烧针则必怵惕，烦躁不得眠。若下之，则胃中空虚，客气动鬲①，心中懊侬，舌上胎者，栀子豉汤。 阳明脉浮发热，渴欲饮水，小便不利者，猪苓汤。汗出多者，不可与，恐夺津也	当用麻黄以发散，此不易之法。太阳初中风邪，则随而发热。盖风为阳，风性解散，故即热也。太阳初中寒邪，则必憎寒微栗，然后发热。盖寒为阴，寒性劲急，佛结于经，方变热也。若阳明之热，乃表证已罢，故不恶寒，而但身热，此邪入于腑，方可下也

① 鬲：通“膈”。《洪武正韵·陌韵》：“膈，胸膈心脾之间。通作鬲。”

五、**发热**下	少阳	少阴	风温	下后	汗后	劳食复
小柴胡汤四十三 小柴胡去半夏加人参栝蒌汤①四十九 灸少阴二百三十四 萎蕤汤百九十六 知母葛根汤一百 汉防己汤百七十五 栀子豉汤八十八 葶苈苦酒汤百九十七 栀子干姜汤九十二 真武汤百三十九 竹叶石膏汤八十六 麦门冬汤百九十四 枳壳栀子汤九十四	脉弦细，发热，头疼而呕，少阳也，小柴胡汤。 少阳汗出，发热，微恶寒，小柴胡汤。 发热而渴，小柴胡去半夏加人参栝楼汤。 少阳发热，口苦咽干，小柴胡汤。 呕而发热，胸胁满，小便不利，小柴胡汤	少阴吐利，手足不逆冷，反发热者，不死。脉不至者，灸少阴七壮。 少阴病，始得之，反发热，脉沉者，麻黄附子细辛汤	汗后身灼热，名风温，小柴胡汤。多汗，身灼热，名风温。脉阴阳俱浮，发汗则谵言，温针则耳聋难言，下之则小便难，吐之则大便利，并萎蕤汤、知母葛根汤、汉防己汤。 发热而渴，不恶寒，为温病，葛根解肌汤②	大下后，身热不去，心中结痛，栀子豉汤。 大下后则伤血，故发热，葶苈苦酒汤。 医以丸药下之，身热不去，栀子干姜汤。 大下后，食气弱，其人亡血，病当恶寒后乃发热无休止时，大抵伤寒八日已	汗后仍发热，悸眩，身瞤动，真武汤。 汗后脉洪而渴，竹叶石膏汤。 大汗后，脉躁疾，发热愈盛，名阴阳交，死证也③	新差后，劳复，发热，麦门冬汤④。 新差后，血气尚虚，动则生热，枳壳栀子汤。 新差后，食复，发热，竹叶石膏汤。 新差后，胃气弱，伤食则发热，栀子枳壳汤

① 小柴胡去半夏加人参栝蒌汤：原作“小柴胡加减汤”，据本书《药方》篇改。下同。

② 葛根解肌汤：原作“解肌汤”。据本书《药方》篇补。下同。

③ 大汗后……死证也：语本《素问·评热病论》。

④ 新差后……麦门冬汤：语本《金匮玉函经·辨阴阳易差后劳复病形证治》。

续表

麻黄附子细辛汤二十六 葛根解肌汤三十一	伤寒五六日，柴胡证具，以他药下之，柴胡证在，仍与之，不为逆			上，大发热者，为难治		
伤寒，其脉弦细，身热，或往来寒热，至于烦渴，微呕，则热在半表半里矣。是以少阳一证，止用小柴胡和解之。三阴无身热，惟少阴则有热，是未离于表，故用麻黄细辛附子药，发散温中也。发汗已，身灼热，名风温。是风与温相合，故用去风解温之剂。若汗后，食劳复，发热者，随证治之。《经》有翕翕发热者，若合羽所覆，熇熇而热，明其热在外也①。若蒸蒸发热者，如熏蒸之蒸，明其热在内也。若脉阴阳俱虚，热不止者死②。发热，脉躁盛，重表之，无汗者死。大汗后，发热愈盛者死。发热，下利，厥逆，烦躁不得卧者死③。此皆药所不及也						

① 翕翕发热……热在外也：语本《注解伤寒论·辨太阳病脉证并治法上》成无已注文。熇熇（hè 赫）：炽热貌。此指发热炽盛。

② 脉阴阳俱虚，热不止者死：语见《伤寒论·伤寒例》。

③ 发热下利……不得卧者死：语见《伤寒论·辨厥阴病脉证并治》。

六、**潮热**	可下	未可下	恶证	潮热，如潮汛之应候，不失其时，属阳明胃经也。其候应于未申①，所以潮热多发于日晡。《经》曰：潮热者，实也②。又曰：潮热者，外欲解也③。又曰：其热不潮，未可与承气汤。以此知伤寒潮热，则是表解，里气将复，下之为愈矣。若热未潮，表未罢，或小便难，大便溏，是未全入于里，当先随其证而治之
大承气汤六十六 小承气汤六十七 大柴胡汤四十二 小柴胡汤四十三 桂枝汤一 小柴胡加茯苓汤四十四 大陷胸汤百一 栀子柏皮汤八十九 麻黄连轺赤小豆汤二十五 黄芩汤七十三	潮热，脉实者，大承气汤。 汗后潮热，不恶寒，腹满而喘，阳明胃经也，大小承气汤。 下后潮热，大便复硬，大柴胡汤。 结胸潮热，属太阳，脉不浮者，大陷胸汤	日晡发热，脉虚者，微汗之，桂枝汤。 阳明中风，脉浮弦，小便难而哕，腹满胁痛，潮热无汗，嗜卧，小柴胡加茯苓汤。 恶寒，潮热，或溏，咳逆，小柴胡汤。 腹满，鼻干，心胁痛，潮热，身黄，阳明中风也，栀子柏皮汤、麻黄连轺赤小豆汤。 冬阳明，脉浮，潮热或盗汗，黄芩汤	伤寒五六日，吐汗下后不解，日晡潮热，如见鬼状，循衣摸床，微喘直视，服承气汤。脉弦者生，脉涩者死	

① 未申：指未时和申时。下午一时至五时。
② 潮热者实也：语见《伤寒论·辨太阳病脉证并治中》。潮热，指发热有定时升高现象。
③ 潮热者，外欲解也：语见《伤寒论·辨阳明病脉证并治》。下文“其热不潮，未可与承气汤”同。

七、往来寒热	和解	如疟	可下	
小柴胡汤四十三 小柴胡去参枣生姜加五味干姜汤四十八 大柴胡汤四十二 柴胡桂姜汤五十四 桂枝麻黄各半汤十三 桂枝二越婢一汤十一 桂枝二麻黄一汤十二	心烦喜呕，胁满，往来寒热，不欲食，小柴胡汤。 少阳，往来寒热，胸满，或泄而嗽，小柴胡去参枣生姜加五味干姜汤。 渴而不呕，头汗出，小便不利，胸满，往来寒热，柴胡桂姜汤。 不呕，清便，寒热日二三发，桂枝麻黄各半汤。 脉微，恶寒而热，不可更发汗，桂枝二越婢一汤	妇人中风，续得寒热，发作有时，经水适断，此为热入血室，其血必结，故使如疟，小柴胡汤。 太阳证似疟，一日再发，脉洪大者，桂枝二麻黄一汤。 厥阴，恶寒发热，似疟，为欲愈，桂枝麻黄各半汤	病至十余日，结热在里，往来寒热，大柴胡汤	《经》曰：邪气分争，则为往来寒热①。邪与阳争，反发寒，邪与阴争，反发热，此半表半里证也。病至十余日，结热在里，表证已罢，方可下之。余如不呕，清便，日二三发，小柴胡汤、桂枝麻黄各半汤和解之。然妇人热入血室，经水适来而胸满，经水适断而续得寒热，谓有留邪，必须治之。如先患伤寒发热，经水适来，昼明暮昏，如见鬼状。《经》曰：无犯胃气及上二焦，必自愈②。盖经水断后，热随血去，必自愈矣。无犯胃气，不可下也。无犯上焦，不必服小柴胡汤，动卫气也。无犯中焦，不必刺期门，动荣气也

① 邪气分争……往来寒热：语本《伤寒论·辨太阳病脉证并治中》。
② 无犯胃气……心自愈：语见《伤寒论·辨太阳病脉证并治下》。

八、呕吐	热	寒	水饮	有声曰呕，无声曰吐。呕则旋出，吐则顿出。大率表邪欲传里，里气上逆则为呕，故半表里证多云呕也。吐则饮食入口即吐是也。呕有热有寒，如呕而渴，虚烦发热而呕者，此热呕也，故用小柴胡之类。呕而胸满，干呕，吐涎沫，头痛，鬲上有寒者，方为寒呕，故用四逆。吐则虽缘多寒，必当温之，如水逆水饮，当用茯苓、半夏宽中行水之剂
小柴胡汤四十三 猪苓汤百二十四 大橘皮汤百六十八 葛根加半夏汤三十五 理中汤百四十五 干姜黄连黄芩人参汤百四十三 真武汤百三十九 赤茯苓汤百二十三 五苓散百七十九 黄连汤七十六 大柴胡汤四十二 竹叶加生姜汁汤八十五 黄芩加①半夏生姜汤七十五 小橘皮汤百六十九 吴茱萸汤百六十五 生姜汁半夏汤百二十八 桔梗汤百七十二 小半夏汤百二十六	呕而发热者，小柴胡汤。 呕而渴者，猪苓汤。 胸胁满而呕，日晡发潮热，小柴胡汤加芒硝。 呕哕，胸满，虚烦不安，大橘皮汤。 太阳与阳明合病，必自下利。若不利，但呕者，葛根加半夏汤。 胸中有热，胃中有邪气，腹痛欲呕者，黄连汤。 呕不止，心下急，郁郁微烦，大柴胡汤。 差后有余热在胃脘而呕者，竹叶加生姜汁汤。 太阳少阳合病，自利而呕，黄芩加半夏生姜汤	寒多而呕者，理中汤。 不饮水而吐者，汤中去术，加生姜。 曾经汗下，关脉迟，胃中虚冷而吐，干姜黄芩黄连人参汤。 少阴呕者，真武汤去附子，加生姜。 呕哕，手足冷，小橘皮汤。 呕而胸满，吴茱萸汤。 胸中似呕，无奈者，生姜汁半夏汤。 呕多，虽有阳明证，不可下，可桔梗汤	先渴后呕，水停心下，属饮，赤茯苓汤。 渴欲饮水，水入即吐，名水逆，五苓散。 发汗后水药不下为逆，小半夏汤。 诸呕吐，谷不下，小半夏汤。 若患呕吐，而复脚弱或疼，乃是脚气，当作脚气治之	

① 加：原脱，据《伤寒论》补。下同。

九、腹痛	寒	寒热	实	坤为腹③，纯乎阴也。故太阴病，则为腹痛自利，脉弦微，手足温而不渴，此内寒也，故可温之。少阴，泄利厥逆，脉微不渴，亦内寒明矣。若关脉沉实，大便硬，脐腹痞闷，喘满疼痛者，则当下之。若时痛时止，乃病发于阴。下之早，因尔腹痛，亦未可遽下，且与小建中汤温之
通脉四逆汤二百二十四 四逆散百十二 四逆散加五味子干姜汤百九 真武汤百三十九 小建中汤五十八 黄连汤七十六 小柴胡去黄芩加芍药汤①四十五 大小承气汤六十六、六十七 桂枝加大黄汤②七	少阴，腹痛泄利，手足厥逆，脉微欲绝，不恶寒，面色赤，里寒外热，通脉四逆汤加芍药。 少阴病，四逆，或咳，或悸，或小便不利，或泄利下重，四逆散。腹中痛者，加附子。 少阴病，厥逆，或利而嗽，四逆散加五味子干姜汤。 少阴病，二三日至四五日，腹痛，小便不利，四肢沉重疼痛，自下利者，此有水气。或咳，或呕，或小便利，真武汤。 本太阳病，医反下之，因尔腹满时痛，属太阴，小建中汤	伤寒胸中有热，胃中有邪气，腹中痛，欲呕吐者，此上热下寒也，黄连汤。 阳脉涩，阴脉弦，法当腹中急痛，先服小建中汤，不差者，与小柴胡去黄芩加芍药汤	六七日不大便，腹胀满而痛，急下之，大小承气汤。 大实痛者，桂枝加大黄汤	

① 小柴胡去黄芩加芍药汤：原作“小柴胡加减汤”，据本书《药方》篇改。

② 桂枝加大黄汤：原作“桂枝加芍药汤”，医理欠妥，据《伤寒论·辨太阴病脉证并治》改。

③ 坤为腹：语出《说卦传》。坤卦为地属阴，腹为土属阴。八卦与脏腑相配当坤与腹相配，两者都属于阴，故曰坤为腹。

十、发狂	阳毒	畜①血	火邪	
阳毒升麻汤六十四 栀子仁汤八十七 桔梗大黄汤②百三十五 黑奴丸百六十二 抵当丸百五 桂枝汤一 桂枝去芍药加蜀漆龙骨牡蛎救逆汤③十五 桂枝甘草龙骨牡蛎汤十六 葶苈苦酒汤百九十七 抵当汤百四 犀角地黄汤百五十八 桃仁承气汤六十九 柴胡加龙骨牡蛎汤五十五	阳毒，狂躁发班④，甚者逾垣上屋，阳毒升麻汤、栀子仁汤、桔梗大黄汤、黑奴丸。 阳气独胜，阴气暴绝，必发躁，狂走，妄言，面赤，咽痛，发斑。或下利赤黄，脉洪实或滑促，宜用酸苦之药，令阴气复，大汗解矣，葶苈苦酒汤	蓄血下焦，其人如狂，少腹满，小便自利，大便反黑，脐下痛，抵当丸。 太阳不解，热结膀胱，其人如狂，血自下，下者愈。外不解者，与桂枝汤。 血上逆，则喜忘，血下畜，则内争，其人如狂，须用抵当汤，取尽恶物为效，轻者犀角地黄汤。 喜忘，如狂，身黄，屎黑，血证谛也，抵当汤。 外已解，但小腹急结者，乃可攻，桃仁承气汤	火邪者，医以火于床下，或周身用火迫劫出汗，其人亡阳，烦躁，惊狂，卧起不安，桂枝去芍药加蜀漆牡蛎龙骨救逆汤、桂枝甘草龙骨牡蛎汤。 凡灸及烧针后，证似火劫发狂者，并用劫法治之，柴胡加龙骨牡蛎汤	《经》曰：重阳者狂⑤。盖阳主动，阳气重盛，则阴火虚矣。精神闷乱，故如见鬼神，登高而歌，弃衣而走，逾垣上屋。不知所以治之之法，必假寒凉以胜之。至如蓄血于内，亦使其然。仲景但曰如狂。如狂者，非若阳毒之狂乱也。但病人无表证，不发寒热，漱水不欲入咽，脉微而沉，小腹满，知为蓄血，攻之可也。唯火邪则阳气散亡，故用柴胡以却热，龙骨牡蛎以收神。倘狂言，目反直视，汗出，复热而狂，皆死候也

① 畜：通“蓄”。贾谊《论积贮疏》：“畜积足而人乐其所矣。”
② 桔梗大黄汤：本方内容原脱。
③ 桂枝去芍药加蜀漆龙骨牡蛎救逆汤：原作“桂枝加减救逆汤”，据本书《药方》篇改。下同。
④ 班：通“斑”。段玉裁《说文解字注·文部》：“斑者，辨之俗……又或假班为之。”
⑤ 重阳者狂：语见《难经·二十难》。

十一①、谵语	实热	瘀血	虚证	
调胃承气汤六十八 大承气汤六十六 小承气汤六十七 大柴胡汤四十二 抵当汤百四 柴胡桂枝汤五十三 柴胡加龙骨牡蛎汤五十五 白虎汤七十 小柴胡汤四十三 刺期门二百三十八 白虎加苍术汤七十二	胃实谵语，下利谵语，并用调胃承气汤、大小承气汤。 身热四五日，大便秘，小便赤，谵语昏愦，反发厥者，阳厥也。急用大柴胡汤、大小承气汤	瘀血狂言，小便自利，大便实，小腹满，手不可近，抵当汤。 昼夜谵语，喜忘，小腹满，小便不利，男子为瘀血，妇人为热入血室，抵当汤	发汗多，亡阳，谵语者，不可下，宜柴胡桂枝汤。伤寒八九日，下后，胸满，烦惊谵语，小便不利，身重不可转侧，柴胡加龙骨牡蛎②汤	谵语有实有虚，实则易治，虚则难愈。实者，胃热上乘于心，神气昏乱，语言讹谬，及瘀血攻冲，脉行大数，剧则不识人，当下之。此为顺。虚者，汗多亡阳，或吐下之后，重虚阳气，及风温之证，重发其汗，以致阳脱阴胜。又见沉微之脉，此阳病见阴，危殆必矣。又有郑声者，非谵语也。郑声乃虚而声郑重也，当用温药治之。若下利，脉实，此者燥屎，却当下之
	大便秘，谵语，不恶寒，反恶热，白虎汤。 三阳合病，腹满身重，难以转侧，口中不仁，面垢遗溺，谵语，脉必滑实，不可下，宜白虎汤。 火迫而致谵语者，亦用白虎汤	伤寒发热，经水适来，昼日明了，暮则谵语，如见鬼状，此妇人热入血室，速用小柴胡汤治之。 服汤迟，热入胃中，上焦不荣，成血结胸状，当刺期门	湿温妄言，白虎加苍术汤。 下利，直视，谵语，喘满者，不治。 已得汗，身和，谵语者，柴胡桂枝汤	

① 一：原脱，据明补修本补。
② 蛎：原作“砺”，据文义改。

十二、发斑	阳毒	温毒	咽痛杂证	
阳毒升麻汤六十四 白虎加人参汤七十一 黑膏百六十三 葛根橘皮汤三十三 紫雪百六十四	阳毒已深，内外结热，舌卷焦黑，鼻如烟煤，狂言见鬼，面赤发斑如锦。五日可治，六七日不可治，阳毒升麻汤，或用白虎加人参，名化斑汤①	冬月太暖，人受不正之气，至春发为斑烂瘾疹如锦纹，谓之温毒。阳脉浮数，阴脉实大者，黑膏。呕者，葛根橘皮汤	发斑，咽痛者，以紫雪细细咽之	下之太早，热气乘虚入胃，故发斑也。下之太迟，热留胃中亦发斑也。阳证热药过多，胃热焦烂，亦发斑也。发斑切不可表汗，若汗之，重令开泄，更增斑烂也。赤斑出，五死五生。黑斑出，十死一生。或曰：黑斑出，十无一生。盖毒气入胃深故也
大青四物汤百六十 玄参升麻汤六十五 调胃承气汤六十八 黄连橘皮汤七十九 猪胆鸡子汤二百五	斑毒始因炽热，发为赤斑，热证具者，可用大青四物汤、玄参升麻汤以解之。若热毒深入，斑发紫黑，是毒热陷于内，不可治矣	身无大热，烦渴，大便实，或腹满痛及生赤斑瘾疹者，调胃承气汤、黄连橘皮汤。 伤寒五六日，斑出，猪胆鸡子汤	发斑，咽痛，玄参升麻汤。 发斑，呕吐 清汁，眼赤，口疮，下部生疮，咳而下利，黄连橘皮汤	

① 化斑汤：见朱肱《类证活人书》。由人参、石膏、萎蕤、知母、甘草组成，主治斑毒。与白虎加人参汤不同。

十三、发黄	蓄热	阴黄	蓄血中湿	
茵陈汤九十六 茵陈五苓散九十七 小柴胡汤四十三 抵当丸百五 桃仁承气汤六十九 犀角地黄汤百五十八	头汗出，剂颈而还，渴引水浆，发黄证也，茵陈汤、茵陈五苓散。 脉沉浮大、短气腹满，心胁痛，鼻干，无汗，嗜卧，一身及目悉黄，小便难，有潮热，少阳中风也，小柴胡汤	小便不利，四肢沉重，似疟，不欲饮，发黄，茵陈汤、茵陈五苓散。得汤小便利，如皂荚汁，则黄从小便出也	蓄血下焦，其人欲狂，少腹满硬，小便不利，大便黑，脐下痛，抵当丸或桃仁承气汤，轻者犀角地黄汤	当汗不汗而生黄，当利小便，不利亦生黄。夫脾属土，其色黄，主于肌肉，湿热相搏于阳明经，阳明又属土，故应于肌肉间，而真色见也。譬犹酱曲，湿与热搏，气不得透，郁而生黄。病者湿热在内，又宿谷未消，则黄生矣。治之之法，当泄热去湿，通利小便，分导其气，则为愈矣。若瘀血狂言，小腹满硬，按之则痛，此血证明也，故用抵当丸或抵当汤、桃仁承气也
茵陈栀子黄连三物汤①九十八 理中加茵陈汤百四十六 栀子柏皮汤八十九 麻黄连轺赤小豆汤二十五 瓜蒂搐鼻法二百二十六	大便自利而黄者，茵陈栀子黄连三物汤。 往来寒热，一身尽痛，小柴胡汤加栀子	伤冷中寒，脉弱气虚，小便如常，变为阴黄，理中加茵陈汤	发热，一身尽痛，身目俱黄，太阳中湿也，栀子柏皮汤、麻黄连轺赤小豆汤。 初觉发黄，以瓜蒂散搐鼻法，嗡水搐出鼻中黄水，甚验	

① 茵陈栀子黄连三物汤：原作“茵陈三物汤”，据本书《药方》篇改。

十四、结胸	热实	寒实	血结	水结	病发于阳，下之太早，为结胸。不按而痛，陷之深也。盖表邪未除，而遽下之，邪气乘虚，客于胸中。其病心下坚满，按之石硬而痛，项强如柔痓状，其脉寸关尺皆沉，大率再用下之。若脉浮，是表未解，下之必死，又当先解而后攻里也。大陷胸汤用药颇峻，可先用小陷胸汤或枳实理中丸，分理中焦，极为稳当
大陷胸汤百一 小陷胸汤百二 三黄泻心汤百三十三 小柴胡汤四十三 枳实理中丸百五十 三物白散百八十二 增损理中丸百四十九 四逆汤百八 理中汤百四十五 结胸灸法二百四十 刺期门二百三十八 抵当汤百四 小半夏茯苓汤百二十 小柴胡去枣加牡蛎汤①四十七	汗未解，误下之，邪气乘虚结于心下，硬满而痛，或喘，为大结胸，大陷胸汤。 汗已行，未全解，误下之，为小结胸，小陷胸汤。 烦渴，脉实者，三黄泻心汤。 结胸有热证，或烦渴，呕哕，宜先服小柴胡汤解表等药，方可下结胸药。 结胸，脉浮者，是表未解，切不可用下药	无热证而结，此寒实结胸也，枳实理中丸、三物白散。 太阴证下之，胸必硬满，及用诸结胸药不效者，增损理中丸。 为医转损厥逆证者，四逆汤。 结胸，手不得近，用陷胸等药不效者，枳实理中丸。渴者加栝楼，下者加牡蛎。 误下之，初觉结胸，急与理中丸、理中汤频服之，便可解散。如未散，候日足，再下之。 结胸，呕吐不已，口有微气者，用结胸灸法	妇人有血结胸，此为热入血室，当刺期门，服小柴胡汤。 血结胸，喜忘，小腹满，小便不利，抵当汤	饮水不散而成水结胸，小半夏茯苓汤、小柴胡去枣加牡蛎汤	

① 小柴胡去枣加牡蛎汤：原作“小柴胡加减汤”，据本书《药方》篇改。

十五、痞	胸满而硬	胸满而濡	支结	
大柴胡汤四十二 桂枝人参汤八 十枣汤百八十一 附子泻心汤百三十一 甘草泻心汤百三十 旋覆代赭汤百六十六 小柴胡加干姜牡蛎汤①五十二 生姜泻心汤百三十二 赤石脂禹余粮汤二百十 桂枝汤一 桔梗枳壳汤百七十三 小半夏茯苓汤百二十 小柴胡加桂汤五十 五苓散百七十九	胸满硬，按之不痛为痞，关脉沉者，大柴胡汤。 太阳未解，而数下之，遂协热而利，心下痞硬，表里不解，桂枝人参汤。 心下痞硬引胁，干呕，短气，脉不浮，十枣汤。 心下痞硬，恶寒汗出者，附子泻心汤。 下之后，腹中雷鸣，心下痞硬，再下之，痞益甚，此虚气上逆也，甘草泻心汤	胸满而濡者，半夏泻心汤、旋覆代赭汤。 胸满而濡，小柴胡加干姜牡蛎汤。 下之，心下痞，甘草泻心汤、生姜泻心汤。 下利，心下痞，服泻心汤，利不止，当治下焦，赤石脂禹余粮汤。 表未解者，先解表，后次②痞，宜桂枝汤。 但痞满，胸膈不利者，通用桔梗枳壳汤	饮水过多，成支结者，小半夏茯苓汤。 不满不硬，心下妨闷，谓之支结，小柴胡加桂汤。 痞满，小便不利，五苓散	病发于阴，下之太早，为痞气。结③胸与痞，虽同而异，结胸为实邪，痞为虚靳④也。盖表邪因下，乘虚入于中焦，但满而不痛，为虚靳也。治之之法，宜先用桔梗、枳壳等药疏通其气。表证未解者，又当用桂枝解散，然后用诸泻心汤引而伸之。直至表证俱无，脉皆沉实，唯痞满未散，方可用十枣汤之类泄之。若气上冲胸，心中满而硬，可用大柴胡汤也

① 小柴胡加干姜牡蛎汤：原作“加味小柴胡汤”，据本书《药方》篇改。
② 后次：下次。
③ 结：原无，据文义补。
④ 虚靳：指胸中无实邪。靳，《说文》：“靳，当膺也。”

十六、自汗	太阳	阳明	中暑	阴证	
桂枝汤一 芍药甘草汤百十六 桂枝加①葛根汤三 小续命汤五十九 防风白术牡蛎汤百七十七 小建中汤五十八 调胃承气汤六十八 蜜导煎二百二十七 白虎汤七十 香薷散二百十五 小柴胡汤四十三 四逆汤百八 理中汤百四十五 桂枝附子汤六 通脉四逆加猪胆汁汤②二百二十四 甘草干姜汤百十四 黄芪建中汤五十七	发热恶风，自汗，太阳中风也，桂枝汤。若小便数者，不可行桂枝，可芍药甘草汤。 太阳病，发热，脉沉细，摇头口噤，背反张，汗出，不恶寒，名柔痓，太阳中风也，桂枝加葛根汤、通用小续命汤。 烦躁，恶风，自汗，不得卧，防风白术牡蛎汤、小建中汤	阳明汗多而渴，不大便者，调胃承气汤。 阳明自汗，小便自利，此津液内竭，太③便虽硬，不可攻，可蜜导煎	中暑霍乱，自汗，内热，渴甚者，白虎汤、香薷散、小柴胡汤冷服。 霍乱吐利，自汗，手足冷，脉沉绝，不渴者，四逆汤、理中汤	阴证，四肢逆冷，有汗，四逆汤。 发汗多，遂漏不止，曰漏风，亡阳，桂枝附子汤。 吐利止，汗出而厥，脉微欲绝，通脉四逆加猪胆汁汤。 少阴小便白，咽干，呕吐，厥逆，甘草干姜汤。 汗多不止，温粉扑之，次服黄芪建中汤	《经》曰：寒则伤荣④，荣脉受伤，战栗无汗。无汗者，当发表。风则伤卫，脉受伤，缓弛自汗。自汗者，当实表。实表多用桂枝，然桂枝须用详细，若脉浮而弱，服桂枝后烦而小便数者，不可再服也。仲景云：太阳病，自汗，四枝拘急，难以屈伸，小便难者，可服桂枝附子汤⑤。若小便数者，慎不可与也。如表虚自汗及发汗过多，遂漏不止，名曰亡阳。如器之漏，非附子、桂枝、黄芪，不足以实之。风温自汗，自有本条

① 加：原脱，据《伤寒论》补。下同。

② 通脉四逆加猪胆汁汤：原作“四逆猪胆汁汤”，据《伤寒论》改。下同。

③ 太：大。《伤寒论·辨阳明病脉证并治》作“大”。

④ 寒则伤荣：语见《伤寒论·辨脉法》。下文“风则伤卫”同。

⑤ 太阳病……桂枝附子汤：语本《伤寒论·辨太阳病脉证并治上》。四枝，即四肢。枝，通“肢”。《荀子·儒效》：“行礼要节而安之，若生四枝。”书括指掌本作“四肢”。

十七、下利	协热	协寒	合病	杂病下利，多因寒之所致，伤寒下利，多缘热之所协。盖表感之邪，欲传于里，里气协热，遂成下利。若下利黄赤，渴欲饮水，是为热也。若自利清谷，不发烦渴，方为寒也。又下利，身凉，脉小为顺，身热，脉大为逆。又三阳合病，必自下利。惟阳明少阳合病为甚重。阳明为土，少阳为木。二气不和，若阳明胜则脉长利止，胃实则生。少阳胜，则脉弦，土被木贼③则死，名曰负也。又自利者，不可发汗。又下利既极，直视，谵语，烦躁，厥逆，无脉，皆死候也
黄芩汤七十三 白头翁汤二百十一 赤石脂丸二百九 白虎汤七十 猪苓汤百二十四 小承气汤六十七 大柴胡汤四十二 四逆汤百八 理中汤百四十五 理中丸百四十八 白通加①猪胆汁汤百四十一 四顺丸百五十一 桃花汤百八十三 地榆散百八十九 黄连阿胶汤②七十七 赤石脂禹余粮汤二百十 葛根汤三十 升麻葛根汤六十二	肠垢，即热也。协热而利，脐下必热，黄芩汤、白头翁汤、赤石脂丸。 自利而渴，属少阴，白虎汤。 咳而呕渴、下利，心烦，不得眠，猪苓汤。 自利清水，心下痛，口中燥，即宜下，小承气汤，或大柴胡汤。 脉数而滑，或迟而滑，微下利者，大柴胡汤，或小承气汤，谓有宿食也	鸭溏者，寒也。协寒而利，脐下必寒，四逆汤、理中汤。 自利不渴，属太阴，四逆汤、理中丸。 少阴自利，白通加猪胆汁汤。 少阴十余日，下利不止，手足微冷，无热证，四顺丸。 岁火不及，寒乃大行，民病鹜溏，无热证，理中汤。 湿毒，下利脓血，桃花汤、地榆散、黄连阿胶汤。 痞满而利不止者，赤石脂禹余粮汤	太阳与阳明合病，必自下利，葛根汤、升麻葛根汤。 太阳与少阳合病，必自下利，黄芩汤。呕者，汤中加半夏生姜。 阳明与少阳合病，身热，胁满，干呕，或往来寒热，必自下利，脉长者，承气汤。脉弦为负，死证也	

① 加：原脱，据《伤寒论》补。下同。
② 汤：原作："散"，据本书《药方》篇改。
③ 贼：伤害。

十八、烦躁	表证	里证	阳虚	阴盛	烦为内不安，躁为外不安。烦躁有二，阴为阳所胜，则脉浮大，热而渴，乃阳证也，治以寒凉。阳为阴所胜，脉沉微，厥而利，乃阴证也，治以温热。或阴极而躁愈增，此阴发躁，热发厥，物极则反也。有烦躁，面赤而脉沉，谓之面戴阳，此下虚也。不可便谓躁热，遽投寒凉之剂，当以脉别之可也
大青龙汤三十六 五苓散百七十九 小承气汤六十七 黄连阿胶汤七十七 大柴胡汤四十二 干姜附子汤①百四十二 茯苓四逆汤百十 芍药甘草汤百十六 吴茱萸汤百六十五 黄连鸡子汤七十八 猪苓汤百二十四 小建中汤五十八 四逆汤百八 霹雳散百三十四	太阳无汗，烦躁，大青龙汤。 太阳汗后，烦躁不得眠，欲水者，少少与之。 烦躁，消渴，通用五苓散	五六日不大便，绕脐痛，烦躁，此有燥屎，小承气汤。 伤寒六七日，无大热，此为阳去入阴，黄连阿胶汤。 恶寒而蜷，时时自烦，欲去衣被，大柴胡汤	下之，复发汗，昼日烦躁不得眠，夜而安静，不渴，无热证，干姜附子汤。 发汗若下之，病仍不解者，茯苓四逆汤。 心中悸而烦，小建中汤。 自汗，心烦，小便数者，不可与桂枝，宜芍药甘草汤	少阴吐利，手足厥逆，烦躁欲死，吴茱萸汤。 少阴躁不得眠，黄连鸡子汤。 下利，咳而呕，烦躁，不得卧，猪苓汤。 阴盛发躁，名阴躁，四逆汤。 伤寒六七日，无大热，阴盛隔阳，身冷脉细，烦躁，不饮水，霹雳散。饮水者不可与	

① 干姜附子汤：原作“干姜附子甘草汤”。《伤寒论》本方药物组成及本书《药方》篇该方均无甘草，故删之。

十九、渴	内热	吐汗下后	少阴	渴之大率有二，一则热盛于内，销烁津液而然。二则汗利过多，耗夺津液而然。治之之法，不过损其有余，益其不足也。伤寒始传三阳则未渴，及传三阴，热气渐深则渴矣。若病至六七日而渴，欲得水者，可少少与之，此为欲愈也。凡渴甚欲水，不可绝之，但勿令极意②也
猪苓汤百二十四 茵陈五苓散九十七 五苓散百七十九 黑奴丸百六十二 小柴胡汤四十三 白虎加人参汤七十一 白虎汤七十 柴胡桂枝干姜汤五十四 小柴胡去半夏加人参栝蒌汤四十九 竹叶汤八十五 栝楼根汤①百九十八 甘草干姜汤百十四	脉浮，发热，渴欲饮水，小便不利，猪苓汤。 小便不利而渴，必发黄，茵陈五苓散。 脉浮，小便不利，微热，消渴，五苓散。 阳毒发狂，烦躁，大渴，潮热，咽痛，黑奴丸。不大渴者不可与。 半表里证，恶风，胁满而渴，小柴胡汤	吐汗下后，七八日不解，表里俱热，恶风，大渴，舌上干燥，欲饮水，白虎加人参汤。 汗后，脉洪大而渴，白虎汤。 太阳服桂枝汤，大汗出，烦渴，白虎加人参汤。 中暍，手足冷，汗出烦渴，四肢不收，白虎加人参汤。 太阳已汗，复下，胸满，小便不利而渴，往来寒热，心烦，柴胡桂枝干姜汤。 阳明汗多而渴，小柴胡去半夏加人参栝楼汤、竹叶汤。 风温，汗出而渴，栝楼根汤	少阴下利，咳而呕渴，烦不得眠，猪苓汤。汗多者不可与。 少阴自利而渴，小便色白，下焦虚寒也，甘草干姜汤	

① 栝楼根汤：原作“栝蒌汤”，据本书《药方》篇改。下同。
② 极意：犹恣意。

二十、头痛	太阳	少阳	阳明	厥阴	头痛本属太阳经，其脉最长，三阳之邪，皆得犯之。三阴之中，太阴、少阴脉至颈胸而还，不循于头，则无头痛。唯厥阴上入颃颡②，连目系，出额，故有头痛。若厥阴得浮脉，则是阴病见阳，可生矣。若头痛入连于脑，手足寒而脉沉细，可作肾气厥逆而治之
麻黄汤二十 桂枝汤一 连须葱白汤百九十一 葛根葱白汤三十二 桂麻各半汤十三 小柴胡汤四十三 瓜蒂散二百二十五 瓜蒂搐鼻法二百二十六 调胃承气汤六十八 吴茱萸汤百六十五 小建中汤五十八	太阳，头痛无汗，麻黄汤。头痛有汗，桂枝汤。 已发汗，未发汗，头痛如破，连须葱白汤、葛根葱白汤。 头痛，小便清，知不在里，当汗之，桂枝汤。 发热，头痛，似疟，为欲愈，桂枝麻黄各半汤	少阳头痛，寒热往来，脉弦细，小柴胡汤。 非次①头痛及发寒热，脉紧不大，即是鬲上有痰，瓜蒂散吐之。 头中寒湿，故鼻塞，声重而头痛，瓜蒂搐鼻法	阳明头痛，不恶寒，反恶热，大便实，胃气所蒸也，调胃承气汤	厥阴干呕，头痛，吐涎沫，吴茱萸汤。 厥阴头痛，为欲愈，小建中汤	

① 非次：泛指不按常规、惯例。

② 颃颡（hángsǎng 杭嗓）：咽喉。

二十一、**恶寒**	太阳	少阳	少阴	汗吐下后	
麻黄汤二十 桂枝汤一 小柴胡汤四十三 柴胡桂枝汤五十三 桂枝二越婢一汤十一 四逆汤百八 理中汤百四十五 大柴胡汤四十二 芍药甘草附子汤百十七 小建中汤五十八 白虎汤七十	太阳发热，无汗，恶寒，麻黄汤。 发热，有汗，恶寒，桂枝汤。 阳明虽有下证，但恶寒者，表未解也，麻黄汤。 阳明脉迟，汗出多，微恶寒，表未尽也，桂枝汤	少阳头痛，发热，恶寒，小柴胡汤、柴胡桂枝汤。 发热，微恶寒，柴胡桂枝汤、桂枝二越婢一汤	恶寒，脉沉细，少阴也，四逆汤、理中汤。 少阴恶寒而蜷，时时自烦，不欲厚衣，大柴胡汤	汗后反恶寒，虚也，芍药甘草附子汤。 下利后，恶寒而蜷，手足温者，小建中汤。 吐下后，七八日不解，发热而渴，时时恶寒，表里俱热，白虎汤。 大下后，复发汗，心下痞，恶寒，无汗，先用桂枝汤，然后攻痞。 尺寸脉微而恶寒，此阴阳表里俱虚，不可更吐下，可小建中汤	恶寒，大率多属表，若无汗恶寒，可发汗。有汗恶寒，可解肌。《经》曰：发热恶寒，发于阳也。无热恶寒，发于阴也①。伤寒，发热恶寒，太阳证也。若无热恶寒而蜷，脉沉而细，此阳虚②也，方可温之。但微恶寒，虽有里证，未可遽下，必当解表，俟不恶寒，方可攻也。恶寒虽若寻常，所系为甚重，盖以此别表里，不可不慎。背恶寒，自有本条

① 发热恶寒……发于阴也：语见《伤寒论·辨太阳病脉证并治上》。
② 阳虚：原作“阴虚”，据医理改。

二十二、**喘**	太阳	阳明水饮	阴厥	伤寒喘，只有太阳、阳明二证。太阳身热，头疼无汗而喘，宜汗，麻黄汤。阳明汗出，不恶寒而喘，有潮热者，宜下。太阳阳明合病，胸满而喘，则当先散表邪，故亦用麻黄汤。至若饮水过多，水停心下，肺气中逆而喘，则以小青龙加减法，行其水也。若大便硬，脉沉实，腹坚满，不恶寒，方可下。若脉伏而厥，喘促者，此阴阳相背，非吉兆也。姑以五味子汤和之，取其酸收甘缓之意。倘身汗如油，喘而不休，此为命绝矣
麻黄汤二十 葛根黄芩黄连汤三十四 小承气汤六十七 五味子汤百八十	太阳无汗而喘，麻黄汤。 桂枝证，医反下之，利遂不止，脉促者，表未解也，喘而汗出者，葛根黄芩黄连汤。 太阳与阳明合病，喘而胸满者，不可下，宜麻黄汤	汗后潮热，不恶寒，腹满，大便实而喘，属阳明，宜下，小承气汤	喘促，脉伏而厥者，五味子汤	
麻黄杏子甘草石膏汤二十三 桂枝加厚朴杏子汤十八 生姜汁半夏汤百二十八 小青龙去麻黄加茯苓汤四十 小青龙去麻黄加杏子汤三十九	太阳汗之后，不可行桂枝。汗出而喘，无大热者，麻黄杏子甘草石膏汤。 太阳下之，微喘者，表未解也，桂枝加厚朴杏子汤。 似喘非喘，彻①心愦愦者，生姜汁半夏汤	水停心下，小便不利，腹满而喘，小青龙去麻黄加茯苓汤。 汗后饮水多，咳而微喘，小青龙去麻黄加杏子汤	汗出发润，喘不休者，此为肺绝，不可治	

① 彻：通。

二十三、嗽	太阳少阳	阳明杂证	少阴	肺为五脏华盖，犹覆釜之器⑥，专主于气。气之清浊既分，则无嗽，清气不分，浊气上干于华盖，加以协水停饮，肺不得清，则为嗽矣。或用杏子阿胶者，盖欲分清也。若太阳少阳在表之邪，干于肺气，则当发散而愈。若阴证停寒，法当温之
小青龙汤三十八 小柴胡汤四十三 小青龙去麻黄加杏子汤①三十九 四逆散加五味子干姜汤②百九	太阳发热而嗽，小青龙汤。 太阳发热，呕哕而嗽，小柴胡汤。 太阳证罢，表未解，心下有水，干呕，发热而嗽，小青龙汤	腹满，脉浮弦，咳嗽，潮热，小便难，胁痛，鼻干，不得汗，嗜卧，阳明中风也，小柴胡汤。 汗后伤水，咳嗽而喘，小青龙去麻黄加杏子汤	少阴四肢厥逆，腹中痛，或溏泄而嗽，四逆散加五味子干姜汤③	
小柴胡去参枣生姜加五味子干姜汤④四十八 猪苓汤百二十四 大半夏汤百二十五 橘皮汤百七十 真武汤百三十九 加味真武汤同上⑤ 四逆散百十二	少阳，寒热往来而嗽，胸胁满或泄利，小柴胡去参枣生姜加五味子干姜汤。 呕渴而嗽，心烦不得眠，猪苓汤	伤寒有痰而嗽，大半夏汤。 疗春冬伤寒，秋夏伤冷湿，咳嗽，喉中鸣，上气不得下，橘皮汤	少阴咳嗽，真武汤。 少阴咳嗽，四肢沉重，小便不利，或自下利，真武汤加五味子干姜。 少阴或咳，或悸，小便不利，四逆散	

① 小青龙去麻黄加杏子汤：原作“小青龙加减汤”，据本书《药方》篇改。

② 四逆散加五味子干姜汤：原作“加味四逆散”，据本书《药方》篇改。

③ 汤：原脱，据本书《药方》篇补。

④ 小柴胡去参枣生姜加五味子干姜汤：原作“小柴胡加减汤”，据本书《药方》篇改。

⑤ 上：原脱，据上下文补。

⑥ 覆釜之器：此指形如覆盖着釜的器官。喻肺为华盖。釜，炊器。敛口，圆底，或有两耳。其用如鬲，置于灶口，上置甑以蒸煮。

二十四、厥	阳厥	阴厥	厥者，至也。手足至冷甚于四逆也。此阴阳隔绝，致阳气伏逆，阴气独胜。是故厥有二种，但以未厥前大便秘，小便赤，譫语，烦渴及别有热证，而后厥者，此阳气伏逆，名阳厥也，急用大柴胡汤及大承气汤、小承气汤下之。若未厥前自利不渴，无热证而厥者，此阴气独胜，名阴厥也，急用四逆汤、真武汤温之。惟阳厥最宜详审，盖热深厥深，不可不察
大柴胡汤四十二 大承气汤六十六 小承气汤六十七 白虎汤七十 瓜蒂散①吐法二百二十五 四逆汤百八 白通汤百四十 通脉四逆汤二百二十四	初得病，身热，头痛，已后大便秘，小便赤，或畏热，或饮水，或扬手掷足，烦躁不得眠，譫语，昏愦而厥，阳厥也，大柴胡汤、大小承气汤。渴者，白虎汤。 手足厥冷，脉乍结，邪气结在胸，心下满烦，饥不能食，瓜蒂法吐之	得病后，四肢逆冷，脉沉而细，足挛，卧而恶寒，引衣盖覆，不饮水，或下利清谷而厥逆者，阴厥也，四逆汤、白通汤。厥逆，脉不至者，通脉四逆汤	
五味子汤百八十 桂枝麻黄各半汤十三 茯苓甘草汤百十九 理中汤百四十五 当归四逆加茱萸生姜汤百十一 吴茱萸汤百六十五	寒热而厥，面色不泽，冒昧，两手忽无脉，或一手无脉，必是有正汗也。多用绵衣包手足，急服五味子汤，或兼与桂枝麻黄各半汤，晬时②大汗而解。 伤寒厥逆，心下怔忡者，宜先治水，次服茯苓甘草汤③	手足指头微寒，谓之清④，理中汤。 无热证而厥，当归四逆加茱萸生姜汤。 喘促，脉伏而厥，五味子汤。 吐利，手足冷，烦躁欲死，吴茱萸汤	

① 散：原脱，据本书《药方》篇补。

② 晬时：一昼夜。

③ 伤寒厥逆……茯苓甘草汤：《伤寒论·辨厥阴病脉证并治》："伤寒，厥而心下悸，宜先治水，当服茯苓甘草汤，却治其厥。"却，后。

④ 清：通"凊"。寒冷。《集韵·劲韵》："凊，寒冷。或作清。"

二十五、表里俱见	脉浮大	脉浮紧	脉迟弦细	误下
大柴胡汤四十二 桂枝汤一 五苓散百七十九 栀子豉汤八十八 小建中汤五十八 小柴胡汤四十三 桂枝人参汤八 桂枝加芍药汤十 葛根黄芩黄连汤三十四	脉浮而大是表，其人心下痞闷，却当下。若烦渴燥热，小便赤涩，宜用大柴胡汤和其胃气。 若肢节痛，不烦渴，虽痞，宜汗之，桂枝汤。 脉浮而大是表，其人发渴，小便赤，却当下，五苓散。 六七日不大便，头痛有热，小便清者，知不在里，尚在表也，桂枝汤	咽燥口苦，腹满而喘，发热汗出，不恶寒，反恶热，此阳明证也。脉反浮而紧，是有表里俱见。不可汗下，宜栀子豉汤吐之	有表证而脉迟者，不可汗，亦不可下，宜小建中汤。 脉弦细，不欲食，则当下。其人头汗出，身热，微恶寒，手足冷，此两证俱见，宜小柴胡汤	太阳表未解而数下之，遂协热利不止，心下痞硬，桂枝人参汤。 太阳，医下之，因尔腹痛，桂枝加芍药汤。 利不止，喘而渴，葛根黄芩黄连汤
	表里俱见，疑似之间最宜详辩。在表宜汗，在里宜下。今既两证俱有，大率以表证多，则先治其表，里证多则先和其里也			

二十六、汗吐下后不解	汗吐下后 吐后	吐下后	汗后下	下后汗
栀子豉汤八十八 旋覆代赭汤百六十六 调胃承气汤六十八 茯苓桂枝白术甘草汤百二十二 白虎加人参汤七十一 大承气汤六十六 小承气汤六十七 干姜黄芩黄连人参汤百四十三 柴胡桂姜汤五十四 茯苓四逆汤百十 四逆汤百八 桂枝汤一 干姜附子汤百四十二	发汗吐下后，虚烦不眠，剧者反复颠倒，心中懊侬，栀子豉汤。 太阳，汗吐下解后，心中痞硬，噫气不除，旋覆代赭石汤。 吐后腹胀满，邪热入胃也，调胃承气汤	吐下后，心下逆满，气上冲胸，头眩，脉沉紧，发汗则动经，身为振摇，茯苓桂枝白术甘草汤。 吐下后，七八日不解，热结在里，表里俱热，时时恶风，大渴，舌上干燥，烦欲饮水，白虎加人参汤。 吐下后，不大便五六日至十余日，日晡发潮热，不恶寒，独语如见鬼，循衣摸床，脉弦者生，涩者死。但发热，讝语，大承气汤。 太阳吐下后，微烦，小便数，大便硬，小承气汤。 伤寒本寒，医复下之，食入口即吐，干姜黄芩黄连人参汤	五六日，已发汗，复下之，胸胁满微结，小便不利，渴而不呕，但头汗出，往来寒热，心烦，为未解，柴胡桂姜汤。 发汗若下之，病仍不解，烦躁者，茯苓四逆汤。 发汗若下之，烦热，胸中窒，栀子豉汤。 大汗，若大利而厥者，四逆汤	太阳先发汗不解，而后下之，脉浮者，则知病在外，当须解外，桂枝汤。 下后，复发汗，昼日烦躁不得眠，夜而安静，不呕，不渴，无表证，脉沉微，身无大热，干姜附子汤。 下后，复发汗，必振寒，脉微细，此内外俱虚也

二十七、汗后不解	虚	实	渴	病之初感，始于太阳经，故以发汗为截要②。汗之既行，如油然作云，沛然下雨③，云归空霁④，其病乃愈。倘汗出不解者，或表邪未尽而然，或邪热搏里而然，或汗之过多而然，或因邪气乘虚，内客为之，所以各不同也
芍药甘草附子汤百十七 真武汤百三十九 桂枝新加汤五 桂枝附子汤六 桂枝甘草汤二 四逆汤百八 厚朴半夏甘草人参汤百二十九 调胃承气汤六十八 麻黄汤二十 大柴胡汤四十二 茯苓桂甘大枣汤①百二十一 麻黄杏子甘草石膏汤二十三 五苓散百七十九 白虎加人参汤七十一	发汗病不解，反恶寒者，虚也，芍药甘草附子汤。脉细，身蜷者，方可服。 太阳发汗，汗出不解，仍发热，心下悸，身瞤动，振振欲擗地，真武汤。 发汗后，身疼痛，脉沉者，桂枝加芍药人参新加汤。 太阳发汗，遂漏不止，其人恶风，小便难，四肢微急，难以屈伸，桂枝加附子汤。 发汗过多，叉手自冒心，心下悸，欲得按，桂枝甘草汤。 大汗出，热不去，内拘急，四肢疼，下利恶寒，四逆汤。 汗后，腹胀满，厚朴半夏甘草人参汤	发汗后，不恶寒，但恶热及蒸蒸发热者，实也，调胃承气汤。 服桂枝汤，脉洪大，与桂枝汤如前法。若形如疟，日再发，汗出必解，麻黄汤。 发热，汗出不解，心中痞硬，呕吐，下利，大柴胡汤。 发汗后，脐下悸，欲作奔豚，茯苓桂枝甘草大枣汤。 发汗后，不可更行桂枝。汗出而喘，无大热者，麻黄杏子甘草石膏汤	太阳病，发汗后，大汗出，胃中干燥，不得眠，欲饮水者，少少与之，令胃气和则愈。若脉浮，小便不利，微热，消渴者，五苓散。 发汗已，脉浮数，烦渴者，五苓散。服桂枝汤，大汗出，大烦渴不解，脉洪大，白虎加人参汤	

① 茯苓桂甘大枣汤：原作“茯苓大枣汤”，据本书《药方》篇补。

② 截要：要点；关键。

③ 油然作云，沛然下雨：喻密布浓云，倾盆大汗。此喻汗出貌。语出《孟子·梁惠王上》。油然，盛兴貌。沛然，盛大貌。

④ 云归空霁：指雨后天空放晴。此喻汗后病愈。霁，《说文》：“雨止也。”

二十八、下后不解	身热不去	利不止	胸腹满	烦	
栀子豉汤八十八 栀子干姜汤九十二 桂枝去桂加茯苓白术汤十九 葛根黄芩黄连汤三十四 麻黄升麻汤二十二 桂枝去芍药汤①一 桂枝附子汤六 栀子厚朴汤九十 大承气汤六十六 大柴胡汤四十二	伤寒五六日，大下后，身热不去，心中结痛，未欲解也，栀子豉汤。 医以丸药下之，身热不去，微烦，栀子干姜汤。 服桂枝汤，或下之，仍头项强，无汗，翕翕发热，心下满微痛，小便不利，桂枝去桂加茯苓白术汤	太阳桂枝证，反下之，利遂不止，脉促者，表未解也，喘而汗出者，葛根黄芩黄连汤。 六七日，大下后，寸②沉而迟。手足厥逆，下利，脉不至，咽喉不利，唾脓血，泄利不止，为难治，麻黄升麻汤	太阳下后，脉促，胸满，桂枝去芍药汤。若微寒，去芍药方中加附子汤。 下后，心烦，腹满，卧起不安，栀子厚朴汤	阳明下之，心中懊侬而烦，栀子豉汤。有燥屎者，大承气汤。 太阳过经十余日，二三下之，呕不止③，心下微烦，大柴胡汤	去伤寒之邪，不过汗、吐、下之三法也。三法得当，病势易衰则愈矣。倘三法失宜，加以病势危恶，则传变不已，诚可虑也。况发汗吐下后，邪气乘虚而未散，或壅窒而未尽，则当量其虚实以治之

① 桂枝去芍药汤：此方本书未载，编码亦有误。方出《伤寒论》，药物组成即桂枝汤去芍药。

② 寸：此后脱“脉”字。《伤寒论·辨厥阴病脉证并治》作“寸脉沉而迟”。

③ 呕不止：此后衍“呕不止”三字，已删。

二十九、过经不解	大便利	呕烦	先贤谓知邪气之虚实，发汗吐下之不差，温补针艾之适当，则十全之功可自得矣。若过经者，以六日传六经，七日为一候。若不愈，至十三日，乃再传经尽，所以谓之过经也
调胃承气汤六十八 小柴胡汤四十三 柴胡加①芒硝汤同前 大柴胡汤四十二	伤寒十三日不解，过经②讝语，以有热也，当以汤下之。若小便利者，大便当硬，而反下利，脉和者，知医以丸药下之，非其治也。其自利者，脉当微厥，今反和者，内实也，调胃承气汤。 伤寒十三日不解，胸满而呕，日晡潮热，已而微利，此本柴胡证，下之而不得利，今反利者，知医以丸药下之，非其治也。 潮热者，实也。先宜小柴胡汤以解外，后服柴胡加芒硝汤	太阳病，过经十余日，反二三下之，后四五日，柴胡证在，与小柴胡汤。呕不止，心下微烦，为未解，大柴胡汤。 太阳过经十余日，心下欲吐，胸痛，大便反溏，腹微满，微烦。若不经吐下者，当与柴胡汤。若曾经吐下者，则邪气乘虚入胃，为实，调胃承气汤	

① 加：原脱，据《伤寒论》补。
② 过经：指病邪离开本经传入另一经。

三十、火邪	虚邪	实邪	火邪者，谓其不当用火而用之，故谓之火邪。凡伤寒汗不出，服发汗药，至于再三而汗不行，此津液内竭也，其证固危。若寻常汗证，药未至切而汗不行，遽以火迫于床塌之下，劫夺取汗，炎气熏灼，邪热交并，变为惊狂等证。实者则烦躁②不已，虚者真阳脱亡，当量其虚实而解散之
桂枝去芍药加蜀漆龙骨救逆汤十五 柴胡加龙骨牡蛎汤五十五 桂枝甘草龙骨牡蛎汤十六 犀角地黄汤百五十八 麻黄杏仁薏仁甘草汤二十七	伤寒脉浮，以火迫之，亡阳，惊狂，卧起不安，桂枝去芍药加蜀漆牡蛎龙骨救逆汤、柴胡加龙骨牡蛎汤。 火逆下之，因烧针烦躁，桂枝甘草龙骨牡蛎汤。 太阳汗下，心下痞，表里俱虚，复加烧针，胸烦，面青肤瞤者，难治。色黄，手足温者，可治。 少阴咳利，谵语，被火气劫故也。小便必难，宜滋津	太阳中风，以火劫之，邪因火热两阳熏灼，热发于外，身必发黄；热搏于内，则小便难。火热太甚，则手足躁扰，捻衣摸床，为难治。小便利者，火气未剧，尚可治也。 太阳，以火熏之，不得汗，发躁不解，必下清血①者，名为火邪，犀角地黄汤。 脉浮，宜以汗解，用火灸之，邪无从出，病从腰以下必重而痹，名火逆，麻黄杏仁薏苡甘草汤	

① 清血：下血。清同“圊”，活用为动词。
② 躁：原作“燥”，据文意改。

三十一、急下急温	少阴急下	阳明急下	少阴急温	
大承气汤六十六 四逆汤百八	少阴病，得之二三日，口燥咽干者，急下之，大承气汤。 少阴病，自利纯青水，心下必痛，口燥咽干者，急下之，大承气汤。 少阴病，六七日，腹胀，不大便，急下之，大承气汤	阳明，发热汗多者，急下之，大承气汤。 发汗不解，腹满痛，急下之，大承气汤。 伤寒六七日，目中不了了，睛不和，无表里证，大便难，身微热，急下之，大承气汤	少阴脉沉，急温之，四逆汤。 少阴膈上有寒饮，干呕，不可吐，急温之，四逆汤	急下急温者，病势已迫，将有变也。故称急者，非若他证尚可缓也。少阴属肾，主水，口燥咽干，乃邪热内炎，肾水将竭，故当急下。如腹胀，不大便，土胜水也，亦当急下。阳明属胃土，汗多热盛，急下以存津液，腹满痛为土实，急当下之。热病，目不明，热不已者，死。今目睛不和，证亦危矣，须急下之。少阴急温二证，内寒已甚，急温无疑也

三十二、百合	
百合知母汤百五十五 百合地黄汤百五十六 百合洗方百五十七 滑石代赭汤百六十七	百合者，百脉一宗，悉致其病，无复经络。其状欲食复不能食，欲卧复不能卧，欲行复不能行，如有寒又无寒，如有热又无热，常默默不知所以，口苦，小便赤，服药入口即吐利，如有鬼邪。盖此病因病后失于调理。余证在阴则攻阳，余证在阳则攻阴。攻阴者，或发其汗。攻阳者，或反下之。以此为逆，各不得解，故用百合等药，取其和合于百脉也

三十三、阴阳易	
烧裩散二百二十一 竹皮汤二百二十二 豭鼠粪汤二百二十 五苓散百七十九	男子，病新差，妇人与之交，曰阳易。妇人病新差，男子与之交，曰阴易。如交易之易，互为病也。男子则阴肿，小腹绞痛。妇人则里急，腰胯连腹内痛。男女或热上冲胸，头重不举，眼中生花，百节解散，烧裩散、竹皮汤、豭鼠粪汤。小便不利，则用五苓散。其不易自病者，名女劳复。以其内损真气，外动邪热，痛引入腹，阳脱邪盛，多不可治矣

三十四、狐惑	《千金方》云：伤寒不发汗，变为狐惑①。又缘伤寒腹内热，饮食少，肠胃空虚，三虫②行作求食，蚀人五脏及下部为䘌③。其候齿无色，并恶饮食，面目乍赤、乍白、乍黑，舌上白，唇黑有疮，四肢沉重，忽忽④喜眠。虫食其喉为惑，其声嗄⑤。虫食下部为孤，其咽干。甚者虫食其脏而死。当看上唇有疮，虫食脏也。下唇有疮，虫食肛也。杀人甚急，或因下利而得之。狐惑者，取其进退犹豫之义也
治䘌桃仁汤二百十六 黄连犀角汤八十一 雄黄锐散二百十七	

三十五、蛔厥	蛔厥者，病人元⑥有食蛔。此为脏寒，蛔上入膈，故时或发烦，须臾复止，得食而呕。又烦者，蛔闻食臭⑦出，其人当自吐蛔。或因发其汗，胃中冷，故长虫出。又有胃气困乏，虽饥不能食，比食到口，蛔闻食气而上，虚寒并于胸中，所以食与蛔并吐而出也。厥者，此属厥阴。又厥逆之义也。仲景止用乌梅丸。《活人》谓：胃中虚冷，先服理中丸亦佳⑧，或用四逆汤
乌梅丸百八十六 理中丸百四十八 四逆汤百八	

① 伤寒不发汗，变为狐惑：语本《备急千金要方》卷十《伤寒方下》。
② 三虫：《诸病源候论》卷五十《小儿三虫候》："三虫者，长虫、赤虫、蛲虫。"
③ 䘌（nì 匿）：虫食病。《广韵·职韵》："匿，虫食病。䘌，同匿。"
④ 忽忽：恍忽。此指神情恍忽。
⑤ 嗄（shà 厦）：嗓音嘶哑。
⑥ 元：犹"原"。
⑦ 臭（xiù 嗅）：气味。
⑧ 胃中虚冷，先服理中丸亦佳：语本朱肱《类证活人书》卷四《问吐长虫》。

三十六、白胎	恶寒呕	喘满	舌为心之本，津液之地，泽丹田。邪热涸其心液，故舌上干枯而生白胎。若邪在表，则无胎。邪传里，则生胎。若舌色黄，未下者，下之。舌生黑为热剧，至七八日已上，反大热者，为难治
小柴胡去半夏加人参栝蒌汤四十九 理中丸百四十八 小柴胡汤四十三 栀子豉汤八十八	脉阴阳俱紧，舌上胎滑，恶寒者，小柴胡去半夏加人参栝楼汤。腹痛者，理中丸。 胁下硬，不大便而呕，舌上白胎，小柴胡汤	阳明脉浮紧，咽燥，腹满而喘，发热汗出，恶热，心中懊憹，舌上白胎，栀子豉汤吐之	

三十七、衄	太阳	少阴脉微	血本为阴、为气，变则为汗，血与汗一也。太阳表之未尽，得衄则解。《经》曰：其人发烦目瞑，剧者必衄，得血乃解①。盖阳盛剧欲衄故也。若不当汗而强汗之，必动血，或从口鼻耳目中出，是为厥竭，故难治也
桂枝汤一 麻黄汤二十 茅花汤百九十二 犀角地黄汤百五十八 黄芩芍药汤七十四 五苓散百七十九 竹叶汤八十五	太阳病，自衄及服麻黄汤后衄者，为欲解。有汗，脉浮缓，再与桂枝汤。 无汗，脉浮紧而衄者，再与麻黄汤。 衄血不止，茅花汤	强发少阴汗，必动血，为大衄，从耳目口鼻出。又曰：下厥上竭，为难治。 脉微者，犀角地黄汤、黄芩芍药汤。 衄而渴欲饮水，水入即吐，先服五苓散，次服竹叶汤	

① 其人发烦……得血乃解：语本《伤寒论·辨太阳病脉证并治中》。血，疑为“衄”之误。

三十八、口燥咽干	阳明	少阳	少阴	
白虎加人参汤七十一 小柴胡汤四十三 大承气汤六十六	阳明，无大热，背微恶寒，口燥，咽干，烦渴，白虎加人参汤	少阳，脉弦，寒热往来而呕，口苦，舌干，小柴胡汤	少阴，口燥，咽干而渴，急下之，大承气汤。 咽干者，此津液枯燥，慎不可发汗。 若默默欲眠，声嗄，咽干者，当作狐惑治之	阳明燥渴，此邪热在胃。缘土能制水，故用白虎加人参滋津液水。少阳邪在中焦，口苦，舌干，则以小柴胡和之。若少阴热在下焦，销铄肾水，当急下之，不可缓也

三十九、漱水不欲咽	阳明	瘀血	
犀角地黄汤百五十八 茅花汤百九十二 桃仁承气汤六十九 抵当汤百四	阳明身热头疼，漱水不欲咽，必发衄，脉微者，犀角地黄汤、茅花汤	外证无寒热，漱水不欲咽，必发狂，此瘀血停留。轻者，犀角地黄汤、桃仁承气汤，甚者抵当汤，取尽黑①物为度	此属阳明证，凡内有热者，欲饮水，今欲漱而不欲咽，是热有②经，而里无热也。阳明气血俱多，经中热甚，迫血妄行，故知必作衄也

① 黑：原作“里”。据书括指掌本、《医方类聚》改。
② 有：存在。

四十、筋惕肉瞤	阳虚	动气	逆证	《内经》曰：阳气者，精则养神，柔则养筋①。发汗及下后，津液枯槁，阳气大虚，筋肉失所养，故惕然而跳，瞤然而动。治以温经益阳则可矣。若犯其逆，津液衰竭②，此危证也
真武汤百三十九 茯苓桂枝甘草白术汤百二十二 防风白术牡蛎汤百七十七 小建中汤五十八	太阳汗出不解，仍发热，头眩，身瞤动，振振欲擗地，真武汤。虚甚者，汤中去芍药。恶热者，去附子。又可服茯苓桂枝甘草白术汤	动气在左，不可发汗。发汗则筋惕肉瞤，此为逆，先服防风白术牡蛎汤，次服小建中汤	伤寒吐下后，发汗，脉微，心痞，胁痛，气上冲，筋脉动惕，此为逆甚。 太阳汗下后，复加烧针，胸满，肤惕者，为难治	

四十一、下后热	太阳	阳明	仲景云：大发其汗，使阳气微，又大下之，使阴气弱。其人亡血，病当寒，后乃发热无休止时③。阴阳既虚，气血俱弱，故其热不可止息。所用葶苈、栀子，亦酸苦涌泄之义也
桂枝去桂加茯苓白术汤十九 栀子豉汤八十八 葶苈苦酒汤百九十七 栀子干姜汤九十二	太阳证，服桂枝汤或下之，仍头项强，翕翕发热，无汗，心满痛，小便不利，桂枝去桂加茯苓白术汤	阳明下之，仍外热，心中懊憹，饥不能食，头汗出，栀子豉汤。 大下后则伤血，故脉涩，葶苈苦酒汤。 医以丸药下之，热不去，微烦，栀子干姜汤	

① 阳气者……柔者养筋：语见《素问·生气通天论》。

② 竭：原作“暍”，据文义改。

③ 大发其汗……无休止时：语本《伤寒论·辨脉法》。

四十二、表里寒热	表寒里热	表热里寒	
白虎加人参汤七十一 桂枝麻黄各半汤十三 大柴胡汤四十二 阴旦汤百七 小柴胡加桂汤五十 四逆汤百八	病人身大寒，不欲近衣，寒在皮肤，热在骨髓也。先与白虎加人参汤，热除，服桂枝麻黄各半汤。 脉滑而厥，口燥舌干，所以少阴恶寒而蜷，时时自烦，不欲厚衣，大柴胡汤下之	病人身热，反欲近衣，热在皮肤，寒在骨髓也。先与阴旦汤；寒已，次以小柴胡加桂汤。 脉沉迟，手足或微厥，下利清谷，此阴证发热，四逆汤	此二证，仲景不言治法，盖于表里阴阳之论已见之矣。《百问》① 所施，标本先后，亦仲景之余说②也

四十三、无表里	过经	瘀血	
小柴胡汤四十三 大柴胡汤四十二 大承气汤六十六 抵当汤百四	伤寒四五日至十三日，过经，无表证与里证③，又未可下，小柴胡汤。不愈，大便硬者，大柴胡汤。 六七日，目中不了了，睛不和，无表里证，发热，大便难，脉虽浮数，大柴胡汤，甚者大承气汤	下后，脉数不解，至六七日不大便，有瘀血也，抵当汤。 脉数，善饥消谷，六七日不大便，亦瘀血证也	无表里证者，但非汗证，又非下证，俱可用小柴胡汤。服后俟其余证，更以小柴胡加减法治之，亦良

① 百问：指宋代朱肱《伤寒百问》。
② 说：明补修本作“议”。
③ 无表证与里证：此指无太阳表证与阳明里证。

四十四、水气	表不解	里	表里	水为至阴，其性则寒，病有内热，得水则消烁之。若身热内寒，得水则两寒相搏，故水停心下。用小青龙汤，以干姜、细辛、半夏之辛，行其水也。余如茯苓等剂，取其能下蓄水。若水结在胸，但头汗出，遍身无汗，是水饮不得外泄，用陷胸汤下之。少阴内寒，必当温也
小青龙汤三十八 文蛤散二百三 五苓散百七十九 大陷胸汤百一 茯苓甘草汤百十九 真武汤百三十九	伤寒表不解，心下有水气，干呕，发热，喘咳，或渴或利，或小便不利，少腹满，小青龙汤。 病在阳，当以汗解，反以冷水潠之，其热被劫①不得去，弥更益烦②，肉上粟起，欲水反不渴，文蛤散、五苓散。 伤寒，心下有水气，咳而喘热，不渴，服汤已渴者，此寒去欲解，小青龙汤	结胸无大热，此水结在胸胁，但头汗出者，大陷胸汤。 伤寒，厥而心下悸，宜先治水，茯苓甘草汤。 少阴腹痛，小便不利，四肢疼痛，下利，此有水气，或咳呕，或小便利，真武汤	中风发热，六七日，烦渴欲饮水，水入即吐，有表里证，名水逆，五苓散	

① 劫：原作“却”，据《伤寒论·辨太阳病脉证并治下》改。
② 烦：原作“坚”，据《伤寒论·辨太阳病脉证并治下》改。

四十五、血证	少腹满硬	喜忘喜饥	
抵当汤百四 抵当丸百五	太阳，身黄，脉沉结，少腹硬，小便自利①，其人如狂，血证谛也，抵当汤。 伤寒有热，少腹满，应小便不利，今反利者，有血也，抵当丸	阳明喜忘，必有蓄血，屎虽硬，其色黑，抵当汤。 无表里证，发热七八日，脉虽浮数，可下之。假令已下，脉数不解，消谷喜饥，至六七日不大便，有瘀血也，抵当汤	血乃人身之河渠，流通则无凝滞之患。若为邪热所攻，抑而不行，初为蓄血，次为瘀血，故以抵当之剂，咸苦泄热胜血也

四十六、热入血室	经水适来	经水适断阳明	
刺期门二百三十八 小柴胡汤四十三	妇人中风，发热恶寒，经水适来，得之七八日，热除，脉迟身凉，胸胁满，如结胸状，谵语者，此为热入血室。当刺期门，随其实而泻之。 妇人伤寒发热，经水适来，昼日明了，暮则谵语，如见鬼状，此为热入血室，无犯胃气及上二焦，必自愈	妇人中风，七八日续得寒热，发作有时，经水适断，此为热入血室。其血必结，故使如疟状，小柴胡汤。 阳明下血谵语，此为热入血室，但头汗出者，刺期门，随其实而泻之，濈然汗出愈	妇人热入血室有三，经水适来二条，不言药者，盖以经血方来，热气乘虚而入，经血止则热亦去矣。故不可用汗下药，犯其胃气及上二焦，如其胸满，谵语，此内实也，刺期门以泻之。若经水适断，续得寒热，其血必结，故用小柴胡汤。若阳明热入血室，此男子失血之证，但当刺，以泻热也

① 利：原脱，据《伤寒论·辨太阳病脉证并治中》补。

四十七、便脓血	协热	协寒	阳病下利，便脓血，协热也。少阴下利，便脓血，协寒也。脓为陈积，血为新积，故协热者谓之肠垢，协寒者谓之下焦不约。热则当清其肠，寒则当固其下也
犀角地黄汤百五十八 桃花汤百八十三	有后①脉数不解，下利不止，必协热而便脓血，犀角地黄汤。 伤寒先热后厥，后复传阳，至七日，传经尽当愈。至七日，热不退者，其后必便脓血。 先厥而利，寒极变热，利当自止而咽痛，为喉痹，热上行也。利不止，必便脓血，其喉不痹，热下行也	少阴下利，便脓血，桃花汤。 少阴二三日至四五日，腹痛，小便不利，下利不止，便脓血，桃花汤	

① 有后：明补修本同。书括指掌本作“下后”。

四十八、干呕	寒	热	水气	呕而有物为呕，呕而无物为干呕。呕本属胃，胃之三脘，是谓阳土，为受纳之府。里气不和，或为热呕，或为寒呕，故不能纳，又不能出，乃干呕也。《千金》曰：呕家多服生姜①，取其散逆气。《金匮要略》多用半夏，取其散结气，此治干呕之大法也
通脉四逆汤二百二十四 白通加猪胆汁汤百四十一 四逆汤百八 黄芩加半夏生姜汤七十五 桂枝汤一 吴茱萸汤百六十五 小柴胡汤四十三 五苓散百七十九 桔梗汤百七十二 小青龙汤三十八 十枣汤百八十一	少阴下利，里寒外热，干呕，脉微欲绝，通脉四逆汤。 利而不止，厥逆无脉，干呕，白通加猪胆汁汤。 鬲上有寒饮，干呕者，当温之，四逆汤。 干呕而利，黄芩加半夏生姜汤	自汗，头疼，身热，干呕，桂枝汤。 干呕，吐涎沫，头痛，吴茱萸汤。得汤反剧者，小柴胡汤、通用五苓散。 胃热，干呕，桔梗汤	表不解，心下有水气，干呕，发热，小青龙汤。 身凉，汗出，两胁痛，干呕者，十枣汤	

① 呕家多服生姜：语本《备急千金要方》卷十六《胃腑·呕吐哕逆》。

四十九、小便不利	热	寒热	阴湿	膀胱主藏津液，邪热蓄于内，津液不下行，故小便不利。则当逐热行津，余如湿胜水气不得行，即当温中散湿，以辛甘发散也。 仲景有或小便不利二证，用真武汤、四散③，它证为重，故不载
五苓散百七十九 猪苓汤百二十四 茵陈汤九十六 大承气汤六十六 小柴胡汤四十三 柴胡桂姜汤五十四 桃花汤百八十三 甘草附子汤百十五	太阳汗后，脉浮，小便不利，消渴，五苓散。渴甚者，猪苓汤。 伤寒七八日，身黄如橘子色，小便不利，腹微满者，茵陈汤。 头汗出，小便不利，渴引水浆，瘀热在内，必发黄，茵陈汤。 小便不利，大便乍难乍易，微热，喘冒，有燥矢也，大承气汤	伤寒五六日，已汗复下，胁满，小便不利，寒热心烦，柴胡桂姜汤①。渴者，小柴胡汤。 心下悸，小便不利，小柴胡汤去黄芩加茯苓。 八九日下之，胸满烦难②，小便不利，讝语，身重，柴胡加龙骨牡蛎汤	少阴四五日，腹满痛，小便不利，便脓血，桃花汤。 风湿自汗，身疼微肿，小便不利，甘草附子汤	

① 柴胡桂姜汤：原作“桂枝干姜汤”，据本书《药方》篇改。

② 难：通“戁”，惶恐。《荀子·君道》：“故君子恭而不难，敬而不巩。”《伤寒论·辨太阳病脉证并治中》作“惊”。

③ 四散：疑为四逆散。《伤寒论·辨少阴病脉证并治》：“少阴病，四逆，或咳，或悸，或小便不利，或腹中痛，或泄利下重者，四逆散主之。”

五十、小便自利	血证	阳明	少阴	小便秘，小便赤，知其内有热。小便自利，其人如狂，少腹满，知不为热乃蓄血也。若阳明津竭，自利与。夫少阴自利，乃胞寒不禁，可不温乎
抵当汤百四 抵当丸百五 延胡索散百九十九 蜜导煎二百二十七 猪胆汁法二百二十八 四逆汤百八 真武汤去茯苓百三十九	太阳身黄，小便当不利，今反自利，其人如狂，血证谛也，抵当汤。 伤寒有热，少腹满，应小便不利，今反自利，为有血也，抵当丸下之，不可余药。 尿血，延胡索散	阳明自汗，应小便不利，而反自利，津液内竭也。屎虽硬，不可攻，宜蜜导煎、猪胆汁法	少阴四逆，小便自利，虚寒也，四逆汤及真武汤去茯苓	

五十一、小便数	可温	可利	小便数者，乃频数也。肾与膀胱俱虚，客热乘之，虚不能制水。又小便热则水行涩，涩则小便不快，故令数起也。若大便坚，是为脾约。约者，俭也。脾主为胃行其津液，今胃强脾弱，约束不行，致小便数而大便难也
甘草干姜汤百十四 芍药甘草汤百十六 调胃承气汤六十八 小承气汤六十七 脾约丸百五十二	太阳自汗，四肢拘急，难以屈伸，心烦，微恶寒，脚挛急，小便数者，不可行桂枝，宜与甘草干姜汤、芍药甘草汤	太阳汗吐下后，小便数，而胃不和，谵语者，少与调胃承气汤。 太阳汗吐下后，小便数，大便因硬者，小承气汤。 溲数则小便数而大便坚，脾约丸	

五十二、多眠	太阳	少阴	风温	狐惑	凡病者多不得眠，伤寒反多眠者，其说有二。惟太阳欲解则多眠，此神将复也。如少阴脉沉细，但欲寐者，神昏也，故多眠。风温为病，常不了了①，故多眠。狐惑，亦神恍惚也
小柴胡汤四十三 萎蕤汤百九十六 四逆汤百八	太阳病，脉细，多眠，外已解也，小柴胡汤	尺寸俱沉细，但欲寐者，少阴证也，四逆汤	阳脉浮滑，阴脉濡弱，多汗或发汗后身犹灼热，喘息多眠，风温也，萎蕤汤	状如伤寒，四肢沉重，忽忽喜睡，若上下唇有疮者，当作狐惑治之。自有本条	

五十三、不眠	吐下后	汗后差后	烦热	汗为心之液，汗多则神脱，故不眠。大热，则神不清，故不眠。大下则动血，心主血，故不眠。差后，热气与诸阳并，阴气未复，亦不眠
栀子豉汤八十八 酸枣汤百八十八 干姜附子汤百四十二 猪苓汤百二十四 栀子乌梅汤九十三 黄连解毒汤八十二 黄连鸡子汤七十八 五苓散百七十九	吐下后，心懊侬，虚烦不得眠，栀子豉汤。 吐下后，昼夜不得眠，酸枣汤。 下后复汗，不得眠，无表证，脉沉，干姜附子汤。 下利而渴，不得眠，猪苓汤	太阳大汗出，胃中干，不得眠，欲饮水者，少少与之。 差后不得眠，栀子乌梅汤	大热，呕，错语，不眠，黄连解毒汤。 少阴二三日已上，心烦不眠，黄连鸡子汤。 脉浮，小便不利，不得眠，五苓散	

① 了了：清清楚楚。

五十四、身痛	阳证	阴证	湿证	太阳之痛，但拘急耳。中湿之痛，不可转侧。阴毒之痛，体势②沉笃，宛如被杖，以此别之
麻黄汤二十 桂枝汤一 阴毒甘草汤百十八 四逆汤百八 真武汤百三十九 黄芪建中汤五十七 甘草附子汤百十五 术附汤百三十七 五苓散百七十九 桂枝芍药半夏生姜汤五 白虎加术汤七十二	太阳脉浮，身痛，无汗，麻黄汤。 汗后，霍乱，身痛，少与桂枝汤	阴毒，呕逆下利，身痛如被杖，唇青，面黑，阴毒甘草汤、四逆汤、真武汤。 汗后脉沉迟，身痛，血不足也，黄芪建中汤、桂枝芍药半夏生姜汤	中湿，一身尽痛，小便不利，大便反快者，甘草附子汤。小便利者，术附汤。 中湿身痛，小便不利，五苓散。 太阳中风，因而伤湿，一身痛重，麻黄加术汤①	

① 麻黄加术汤：出《金匮要略·痓湿暍病脉证》，本书未载。据本书体例疑为同页的白虎加术汤。
② 体势：形状。此指病情。

五十五、咽痛	少阴有热	少阴无热	热证	咽痛，有寒，有热。太阴之脉，络于咽嗌，咽主咽纳，受太阴脾土之气，邪热乘之，乃生咽痛。若汗多，下利，虚而生热，亦能咽痛也
黄连龙骨汤八十 猪肤汤二百六 桔梗汤百七十二 半夏桂甘汤百二十七 四逆散百十二 四顺丸百五十一 升麻六物汤六十三 蜜渍黄柏汁八十四 乌扇汤二百十二	少阴腹痛，脉沉细，犹有热，咽痛者，黄连龙骨汤。 脉阴阳紧，主无汗。有汗曰亡阳，属少阴。法当咽痛，通用猪肤汤、桔梗汤	少阴脉微弱而咽痛，必下利，先用半夏桂甘汤，次用四逆散。 下利不止，手足冷，咽痛，无热证，四顺丸	咽痛，口疮赤烂，蜜渍黄柏汁、升麻六物汤。 咽中闭塞，不可下，可乌扇汤。 阳厥应下，反发汗，则必口赤烂	

五十六、腹胀	汗下后	可下	腹胀者，阴阳气偏而不和也。若汗下吐后，动气伤血，偏而不顺，邪气入腹，乃为腹胀。治须调其气血，和其荣卫可也。若脉沉实，腹坚满，不大便，方可下也
厚朴半夏甘草人参汤百二十九 栀子厚朴汤九十 调胃承气汤六十八 小承气汤六十七 桔梗半夏汤百七十四	太阳病，发汗后，腹胀者，厚朴半夏甘草人参汤。 太阳证，下之后，心烦，腹胀，卧起不安，栀子厚朴汤	吐后腹胀满，脉实者，调胃承气汤。 少阴六七日，不大便，腹胀，急下之，小承气汤。 通用桔梗半夏汤	

五十七、咳逆	寒证	热证	失下	
橘皮干姜半夏生姜汤百七一 羌活附子汤百三十八 灸期门二百三十八 小青龙去麻黄加附子汤①四十一 甘草泻心汤百三十 小承气汤六十七 硫黄嗅法二百三十三	脉微细，咳逆者，胃有寒，橘皮干姜半夏生姜汤、羌活附子汤、灸期门。 水寒相搏，咳逆，小青龙去麻黄加附子汤	脉浮洪，或有热证，而咳逆者，乃火热奔急上行，肺不得纳故也，甘草泻心汤	少阴失下，咳逆，大便实，小承气汤。 药无效者，硫黄嗅法	《经》曰：趺阳脉浮则为气䭇，脉滑则为哕②，俗名吃忒③。若寒客于中，气不得伸，则当温之。热客于中，气不得伸，则当逐热以引之。若胃有寒，又饮以水，水寒相搏，而成咳逆，则当温之。倘加以头汗，谵语，腹满，微喘，又见咳逆，此危殆甚矣

五十八、吐血	热毒	虚寒	
抵当丸百五 桃仁承气汤六十九 犀角地黄汤百五十八 三黄泻心汤百三十三 柏皮汤百九十三 地血散④二百八 麻黄升麻汤二十二 理中汤百四十五	当汗失汗，热毒深入，故吐血。瘀热甚者，抵当丸。脉实者，桃仁承气汤。轻者犀角地黄汤、三黄泻心汤、柏皮汤、地血汤。 服桂枝汤吐者，必吐脓血，犀角地黄汤	大下后，寸脉沉迟，尺脉不至，咽喉不利，唾脓血，麻黄升麻汤。 脉迟细，其人无热，所吐血色皆紫黑，血寒则凝也，理中汤	当汗失汗，汗气渍入血经，血热愈甚，故宜治以寒凉。若寒气凝血，则当温之，使血得热则行也

① 小青龙去麻黄加附子汤：原作“小青龙加减汤”，据本书《药方》篇改。

② 趺阳脉浮……脉滑则为哕：语本《伤寒论·辨脉法》。䭇（yē 噎），《说文》饭窒也。噎之古字。䭇，同“噎”。

③ 吃忒（tuī 推）：即呃逆。

④ 散：原作“汤”，据本书《药方》篇改。

五十九、动悸	汗后	水气	脉代	动悸，即怔忡，心动惕而不安也。其由有三：一为气虚，二为停水，三为汗多。气虚神弱，心不自持一也。水气承心，心火思水，二也。汗为心液，液去心空，如鱼无水，三也。各随证以疗之
小柴胡汤四十三 茯苓桂甘大枣汤百二十一 桂枝甘草汤二 真武汤百三十九 茯苓甘草汤百十九 炙甘草汤百十六	发少阳汗则讝语，动悸，小柴胡汤。 汗后悸，欲作奔豚，茯苓桂甘大枣汤。 汗过多，心下悸，欲得按，桂枝甘草汤。 汗出仍发热，心下悸，身瞤动，欲擗地，真武汤	水气承①心，振寒而悸，茯苓甘草汤。 厥而心下悸。悸者，怔忡也。先治水，茯苓甘草汤	脉结代，心动悸，炙甘草汤	

六十、劳食复	劳复	食复	伤寒大病，邪毒犯于腑脏，如水浸墙壁，水退土尚未坚。再犯之，热乃随至，是谓劳复。非但强力持重，若梳浴动气，则为劳矣。食复者，《经》曰：病已差，尚微烦，设不了了者，以新虚不胜谷气，故令微烦，损谷则愈②
枳壳栀子汤九十四 鼠矢豉汤二百十九 豭鼠粪汤二百二十 麦门冬汤百九十四 枳壳栀子大黄汤九十五 竹叶石膏汤八十六	新差后，津液未复，血气尚虚，劳动则生热，宜用枳壳栀子汤、鼠矢豉汤、豭鼠粪汤、麦门冬汤	新差后，胃气尚弱，饮食稍多，则为食复。发热，腹满，宜服枳壳栀子大黄汤、竹叶石膏汤	

① 承：通“乘”。《史记·项羽本纪》：“今秦攻赵，战胜则兵罢，我承其敝。”
② 病已差……损谷则愈：语本《伤寒论·辨阴阳易差后劳复病脉证并治》。

六十一、**余证**	差后昏沉	汗不流	水气	大病后，将理②为急。盖邪毒传染腑脏，真气耗损，正气未完。凡饮食、劳动，不可不慎也。如饮酒、食肉、甘鲜、肥腻等物皆不可犯。但可糜粥自养，少食而频易克化，其余劳动犯之，多致不救
知母麻黄汤九十九 牛蒡根散百八十七 牡蛎泽泻散二百四	差后昏沉，又无寒热，终不惺惺①，或潮热颊赤。缘发汗不尽，余毒在心包络所致也，知母麻黄汤	汗不流是汗出盖覆不周。汗出不匀致腰背手足搐搦，或冷，或热，牛蒡根散	大病差后，从腰已下有水气者，牡蛎泽泻散	

六十二、**坏证**	伤寒病中，又感寒、暑、燥、湿、风、热异气而成坏证。或经发汗吐下、温针，仍不解，小柴胡汤证罢，亦成坏证。况病已过经，热留脏腑，病候多变，久而不差，阴阳舛乱，无复纪纲。大率以表证多者，知母麻黄汤。若诸药未差者，鳖甲散。知犯何逆，以法治之，柴胡证在，则不为逆
知母麻黄汤九十九 鳖甲散二百七	

六十三、**脏结**	脏结之候，其状如结胸，饮食如故，时时自下利，舌上白胎，脐痛引阴筋，不往来寒热。一云：寒而不热，其人反静，此脏结也。仲景谓：病胁下素有痞，连在脐傍，痛引少腹入阴筋者，此名脏结，死③。盖宿昔之积，结于胁下为痞。今因伤寒邪气入里，与宿积相合，使真脏之气，结而不通，致连在脐旁，痛引少腹入阴筋而死。仲景无治法，舌上白胎者，不可攻，可刺关元，仍与小柴胡汤
刺关元二百三十七 小柴胡汤四十三	

① 惺惺：清醒貌。此喻病愈。
② 将理：休养调理。
③ 病胁下……死：语见《伤寒论·辨太阳病脉证并治下》。傍，通“旁”。《广韵·唐韵》：“傍，亦作旁。”

六十四、两感		
四逆汤百八 桂枝汤一	太阳表 少阴里 ○ 阳明表 太阴里 ○ -双传 少阳表 厥阴里 ○	两感者，乃阴阳双传也。膀胱与肾为表里，一日传之，头疼身热，烦满而渴，其脉沉而大。胃与脾为表里，二日传之，身热鼻干，妄言，不食，中满不睡，其脉沉而长。肝与胆为表里，三日传之，耳聋，囊缩，厥逆，水浆不入口，其脉沉而弦。三日而死，再传止于六日矣。故仲景无治法，但云：下利清谷，身体疼痛，急当救里，宜四逆汤。身体疼痛，清便自调，急当救表，宜桂枝汤①。又云：治有先后则知先救里内才觉温。急当救表，是或有可生之理，但不能必类伤寒四证②

六十五、阳毒	
阳毒升麻汤六十四 青黛一物汤百六十一 玄参升麻汤六十五 水渍法二百三十二	阳毒之证，初受病时，所感邪毒深重，加以当汗失汗，当下失下，或吐下后，邪热乘虚而入，或误服热药，使毒热散蔓，如抱薪积火，无不延燎。至于六脉洪大，舌卷焦黑，鼻中如烟煤，身面锦斑，狂言直走，逾垣上屋，登高而歌，弃衣而走，皆其证也。五日可治，六七日不可治，可用阳毒升麻汤。斑盛者，青黛一物汤。咽痛，玄参升麻汤。若热甚者，时狂时昏，口噤咬牙，药不可下者，用水渍法。候牙宽，狂乱稍定，投药亦良，如黑奴丸，不可轻用

① 下利清谷……桂枝汤：语本《伤寒论·辨太阳病脉证并治中》。
② 类伤寒四证：原脱。据书括指掌本补。

六十六、阴毒

阴毒甘草汤百十八
真武汤百三十九
附子汤百三十六
灸气海二百三十一
灸关元二百三十七
葱熨法二百三十
熏法二百二十九

阴毒之证，初受病时，所感寒邪深重，致阴气独盛，或汗、吐、下后，变成阴毒。六脉沉微，腹中绞痛，或自下利，四肢沉重，咽喉不利，虚汗，呕逆，唇青面黑，手足厥冷，身如被杖，短气不得息，此阴毒之候。三日可治，四五日不可治，先服阴毒甘草汤、真武汤、附子汤，次灸气海、关元三二百壮。或用葱熨脐下，以手足温和，脉息渐应为效。如厥逆寒极，囊缩者，可用熏法，尝有回生之验

六十七、不可汗

不可汗。汗之则：

衄血　亡血　脉迟弱　淋涩　妇人经水适下　风温灼热　温毒　动气在右　动气在左　动气在上　动气在下

下厥上竭　寒栗而振　伤血亡阳　小便血　郁冒不知　谵语　重暍不治　衄而渴　筋惕肉瞤　气上冲　大烦而吐

汗为在表之邪，始自得病时，腠理不密，寒邪客之，故令人洒淅恶寒，头痛，身热而腰脊强，乃用轻剂，就表而以汗解。既汗之后，病尤未愈，虽里证悉具，微有恶寒，亦表未解，则当先解表，而后攻里也。若表已解，脉不浮与。夫诸虚、湿温、动气、暑暍等证，若更汗之，是重虚其虚，此为逆也。以致病之反复，表里舛杂，至于不救，为医者，可不敬慎欤

六十八、不可下	无矢气 咽中闭塞 呕吐 脉虚细 结胸脉浮大 脉浮有表 动气在右 动气在左 动气在上 动气在下 —— 不可下。下之则 —— 腹胀不能食 虚烦上攻 为亡阴 为伤血 重虚而死 为结胸痞气 津液内竭 腹里拘急 身热汗自出 腹满头眩	初病之时，邪在于表，故汗之。若太阳证罢，转属阳明，五六日不大便，不恶寒，反恶热，脉沉而实，方为可下。比至表证已罢，悉归于里。若少阴脉沉细，口燥，咽干，此热结下焦，销烁肾水，故当急下之。余如胃实譫语，腹满而喘，潮热蓄血，无表证，不大便，皆可下也。若大便虽硬，小便清者，知不在里，犹未可下。小便少者，津液未充，亦未可下。加以浮虚之脉，动气等证，或下之太早，皆致危笃者多矣。死生之系，可不究诸心乎

六十九、三阳合病

黄芩汤七十三　　太阳与少阳合病，自下利者，黄芩汤。呕者，黄芩加半夏生姜汤。

黄芩加半夏生姜汤七十五　　太阳与阳明合病，喘而胸满，不可下，宜麻黄汤。

麻黄汤二十　　太阳与阳明合病，必自下利，葛根汤。

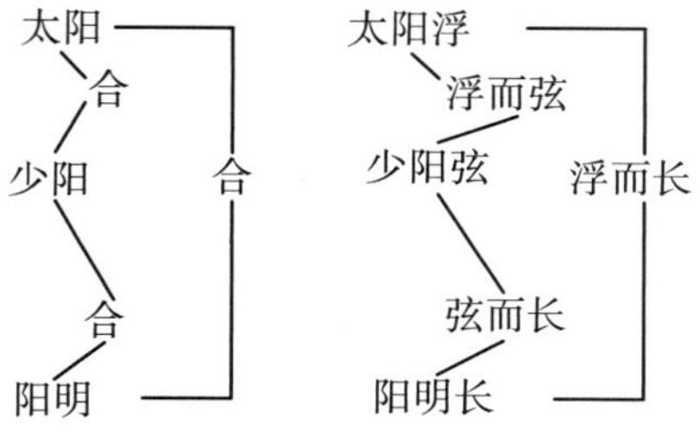

太阳为病发热，恶寒头痛，腰脊强。

少阳为病，胸胁痛而耳聋，口苦，舌干，往来寒热而呕。

阳明为病，目痛，鼻干，不得卧。

葛根加半夏汤三十五　　太阳与阳明合病，但呕而不下利，葛根加半夏汤。

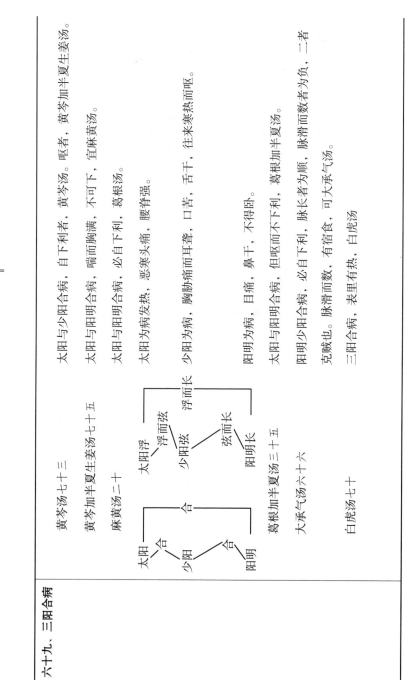

大承气汤六十六　　阳明少阳合病，必自下利，脉长者为顺，脉滑而数者为负，二者克贼也。脉滑而数，有宿食，可大承气汤。

白虎汤七十　　三阳合病，表里有热，白虎汤

七十、三阳明合病	升麻葛根汤六十二 白虎汤七十 调胃承气汤六十八 大柴胡汤四十二 大承气汤六十六 小承气汤六十七	太阳○、少阳○、正阳○—阳明： ○大便坚，小便利，脾约是也。恶寒者，升麻葛根汤。不恶寒，反发热者，大便不秘，白虎汤。大便秘，谵语者，调胃承气汤。 ○因发汗后，或因利小便已，而胃中燥实，大便难，调胃承气汤。 ○汗出，不恶寒，身重短气，腹满而喘，有潮热者，外欲解也，可攻里。手足濈濈然汗出，此大便已实，大柴胡汤、大承气汤、小承气汤 ○三阳明无表证，俱宜下 ○三阳明恶寒，与太阳合病，可发汗

七十一、并病

小柴胡汤四十三
麻黄汤二十
大承气汤六十六

太阳少阳并病，心下痞而眩，少阳也。颈项强，太阳也

二阳并病，太阳经未罢，桂枝麻黄各半汤微发汗

少阳不胜，阳明不负，是不相克，为顺

并者，始初二阳合病，后则一阳气盛，一阳病衰，归并于一经也

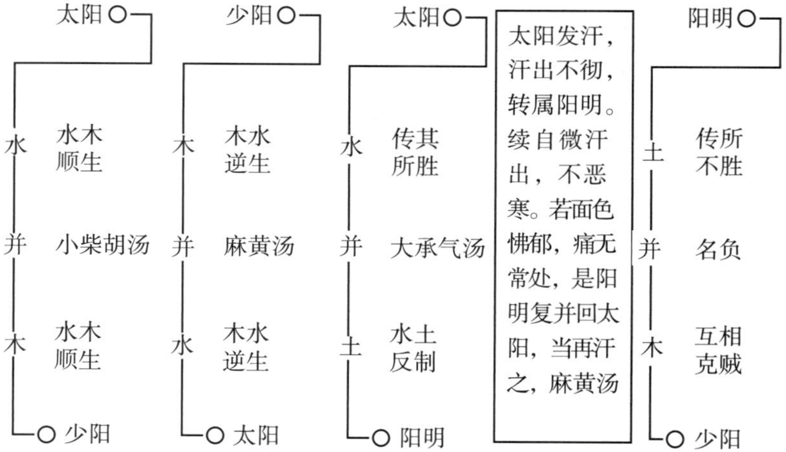

刺大椎二百三十九
刺肺俞同上
桂枝麻黄各半汤十三

太阳少阳并病，心下硬，颈项强而眩，当刺大椎、肺俞，慎勿下之

二阳并病，太阳证罢，但发潮热，手足汗出，大便难，谵语，大承气汤

负者，失也。少阳脉胜，阳明脉负，是鬼贼相克，为逆

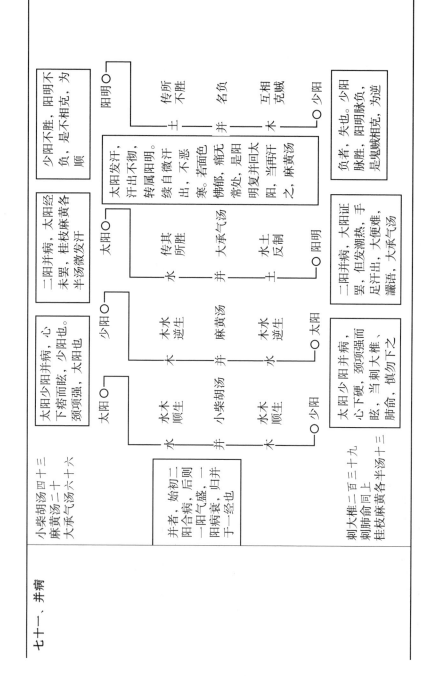

七十二、战汗四证			
	战而汗出	病有战而汗出，因得解者。此脉浮而紧，按之反芤，此为本虚，故当战而汗出也。其人本虚，是以发战，脉浮，故当汗出而解也	战者，阴阳相争，邪气将出，邪与正争，其人本虚，是以发战。正气胜则战，战已复热而大汗解矣。脉微者，是胃土气回，胃气回则不再受邪，犹天之阴霾不已，阳光将复，雷雨作而涣然霁矣。振栗而汗者，阴阳所争颇浅，不为大战也。不战汗出，其人不虚，以正胜邪，作战不成，但汗出而解矣
	振栗而汗	太阳未解，脉阴阳俱停①，谓无偏胜也。以其寸口、关上、尺中，大、小、浮、沉、迟、数同等，虽剧当愈。必先振栗汗出而解。阳脉微者，先汗出而解矣	
	蒸蒸振汗	凡柴胡汤证下之，柴胡证不罢，复与柴胡汤。此不为逆，必蒸蒸而振，却发热汗出解矣	
	不战汗出	脉浮而数，按之不芤，此人本不虚。若欲自解，但汗出耳，不发战也。又曰：脉大而浮数，故知不战汗出而解也	

七十三、懊侬	可下	可吐	懊侬者，心中恼乱不安也。《经》曰：表未解，医反下之，胃中空虚，客气动鬲，心中懊侬②。盖是表邪因下，乘虚内陷于心鬲也。治之当随其虚实，复逐其邪，方可安也
大承气汤六十六 栀子豉汤八十八 茵陈汤九十六	阳明病，下之，心中懊侬而烦，胃中有燥屎也，大承气汤。 阳明病，无汗，小便不利，心中懊侬，必发黄也，大承气汤、茵陈汤	吐下后，虚烦不得眠，剧者，反复颠倒，心中懊侬，栀子豉汤吐之。 阳明病，下之，其外有热，手足温而不结胸，心中懊侬，饥不能食，头汗出，栀子豉汤吐之	

① 停：均匀。即下文之“同等”。
② 表未解……心中懊侬：语本《伤寒论·辨太阳病脉证并治中》。

七十四、短气	结胸	风湿	
甘草附子汤百十五 大陷胸汤百一 十枣汤百八十一 五苓散百七十九	太阳病，医反下之，烦躁，短气，心中懊侬，心下硬则为结胸，大陷胸汤。 干呕，短气，汗出，不恶寒，十枣汤	风湿相搏，汗出短气，小便不利，恶风，不欲去衣，甘草附子汤。 水停心下，短气，五苓散	短气者，似喘非喘，气短不相接续也。《经》曰“微虚相搏，则为短气①”，本虚证也。如腹满，潮热及结胸短气者，则当散其实邪。若水停心下，可分而利之

七十五、疫疠	春	夏	秋	冬	
升麻葛根汤六十二 葛根解肌汤三十一 败毒散五十六 理中汤百四十五 射干汤二百 半夏桂甘汤百二十七 金沸草散二百一 白虎加苍术汤七十二 茵陈五苓散九十七 萎蕤汤百九十六 桔梗汤百七十二	春应温，而清气折之，责在肝。或身热，头疼，目眩，呕吐，长幼率皆相似，升麻葛根汤、葛根解肌汤。 四时通用败毒散	夏应暑，而寒气折之，则责邪在心。或身热，头疼，腹满，自利，长幼率皆相似，理中汤、射干汤、半夏桂甘汤	秋应凉，而大热抑之，则责在肺。湿热相搏，民多病瘴，咳嗽，喘急，金沸草散、白虎加苍术汤。 病瘴发黄，茵陈五苓散	冬应寒，反大温抑之，则责邪在肾。民病咽痛，或生赤疹，喘咳挛痛，萎蕤汤、升麻葛根汤。 咽痛者，桔梗汤、败毒散	疫疠者，又非温病之比，此皆寒暑不调，四时不正之气。是以一方之内，长幼率皆相似，谓之天行时气。治法与伤寒不同，又不可拘于日数。仲景曰：疫气之行，无以脉诊，盖随时以施治也。以平为期，不可过取。四时之中，土无正位，分居四季，当随其经而取之

① 微虚相搏则为短气：语见《伤寒论·平脉法》。《伤寒论》“虚”作“紧”。

七十六、中暍	太阳	烦热	
白虎加人参汤七十一 五苓散百七十九 小柴胡汤四十三 竹叶石膏汤八十六 葱饼熨法二百三十	太阳中热者，暍是也。汗出，恶寒，身热而渴，白虎加人参汤。 太阳中暍，发热恶寒，身重痛，脉弦细芤迟，小便已，洒然毛耸，手足冷，劳即热，口开，前板齿燥，白虎加人参汤	发热，烦渴，小便不利及色赤，五苓散。 发热，烦躁，冷服小柴胡汤。 中暑发热，不恶寒，竹叶石膏汤。 昏愦不省，葱饼熨法	中暑有四候：自汗一也；烦渴，二也；脉虚，三也；面垢，四也。但不恶寒，不身痛，为中暍。手足虽冷，脉虽虚，不可用热药，当以清暑之剂及利小便为佳

七十七、奔豚	冲心	汗吐下后	奔豚者，肾之积也。其人素有肾积，因伤寒之邪，攻冲下焦，致其发动，所以如江豚之奔冲。或因汗吐之后，心气虚而攻动肾积也。多用桂者，以其桂能泄奔豚，茯苓能伐肾邪也。脐下有动气，亦曰奔豚
桂枝加桂汤十四 桂枝汤一 茯苓桂甘大枣汤百二十一 茯苓桂枝白术甘草汤①百二十二	伤寒，或因烧针，肾气逆上，发为奔豚，欲冲心者，桂枝加桂汤。 太阳病，下之后，气上冲者，桂枝汤。若不上冲，不可与也	发汗后，脐下悸，欲作奔豚，茯苓桂甘大枣汤。 吐下后，心下气逆满，气上冲胸，起即头眩，其脉沉紧，发汗则动经，身振振摇者，茯苓桂枝白术甘草汤	

① 茯苓桂枝白术甘草汤：原作“茯苓桂甘白术汤”，据本书《汗吐下后不解》篇改。下同。

七十八、热病	有汗	无汗	热病与伤寒一也，夏为热病者，以夏月时热两盛，故于治伤寒药内加以寒凉，解其内外之烦毒。盖桂枝、麻黄，其性颇热，不加寒凉之剂，则有黄斑①之变也
阳旦汤百六 桂枝加知母石膏升麻汤十七 桂枝石膏汤四 麻黄加知母石膏汤二十四 大青龙加黄芩汤三十七 栀子升麻汤九十一	头疼，身热，恶寒，脉洪盛，有汗，夏至前，阳旦汤。夏至后，桂枝加知母石膏升麻汤。 热毒未盛者，桂枝石膏汤	头疼，身热，恶寒，脉洪盛，无汗，夏至前后，麻黄加知母石膏汤。 太阳无汗，烦躁，大青龙加黄芩汤。 夏月热盛，栀子升麻汤	

七十九、痓病	刚痓	柔痓	痓属太阳经，太阳中风，又感寒湿而然也。又云：大发湿家汗则成痓。外证发热恶寒与伤寒相似，但项背反张，强硬口噤，如发痫状，此为异耳，并可用小续命汤。痓亦作痉。痉者，强直之义。阳痉即刚痓，阴痉即柔痓。阳痉易瘥，阴痉难愈
葛根汤三十 麻黄葛根汤二十一 大承气汤六十六 桂枝栝蒌葛根汤九 桂枝加葛根汤三 小续命汤五十九	太阳发热，无汗，反恶寒，脉弦长劲急，胸满口噤，卧不自②席，脚挛急，咬齿眼开，甚则搐搦反张，此刚痓也，葛根汤、麻黄葛根汤。大便秘者，大承气汤	太阳有汗，不恶寒，脉迟濡细弦，四体不收，时或搐搦，闭目合面，是柔痓也，桂枝栝楼葛根汤、桂枝加葛根汤。 刚柔痓，通用小续命汤	

① 黄斑：黄疸斑疹。
② 自：明补修本同。书括指掌本作“著”。

八十、霍乱	热证	寒证	
白虎加人参汤七十一 香薷汤二百十四 五苓散百七十九 小柴胡汤四十三 白虎汤七十 通脉四逆加猪胆汁汤二百二十四 桂枝汤一 理中加石膏汤百四十七 理中汤百四十五	吐利，大渴烦躁，冷汗自出，两脚转筋，但尺脉沉强，虽手足微厥，此暑证霍乱也，白虎加人参汤、香薷汤、五苓散。 呕利，热多而渴，五苓散、小柴胡汤冷服。 但有热证，而霍乱者，切不可用附子等燥热药，如抱薪救火也。止可用白虎汤及解暑药，极冷服	吐利止，汗出而厥，不欲水，四肢拘急，脉微欲绝，通脉四逆加猪胆汁汤。 汗后霍乱，身体痛重者，桂枝汤。 霍乱转筋，理中加石膏汤。 吐利寒多，不用水者，理中丸。 干霍乱者，上不得吐，下不得泄，所伤之物不得出，正气隔绝，多不可治	霍乱者，犹食饮过度，胃土不能胜，加以阳盛于外，阴生于内，暑湿相搏，阴阳交争，吐利并作，挥霍撩乱也。邪在上焦，吐而不利；邪在下焦，利而不吐；邪在中焦，既吐且利。所以此疾多生于醉饱，盛于夏秋。纵寒月有之，亦犹伏暑而。然脉候虽沉，手足虽厥，亦不可遽用热药。若烦渴甚者，当以五苓散之类，分利阴阳。不得已而用温药，当稍凉服之，盖邪热遇热，亦相竞也。近世刘守真用益元散治霍乱，亦此义也

八十一、湿病	风湿	湿痹	湿温	
麻黄杏子薏苡甘草汤二十七 防己黄芪汤百七十六 甘草附子汤百十五 五苓散百七十九 术附汤百三十七 杏仁汤百八十四 茯苓白术汤二十九 白虎加苍术汤七十二	风与湿气相搏，肢体痛重，不可转侧，额上微汗，不欲去衣被，身微肿，不可大汗，但可取微汗，麻黄杏子薏苡甘草汤、防己黄芪汤、甘草附子汤。 身体痛，其脉浮，恶风微肿，杏仁汤	太阳病，关节疼痛而烦，脉沉而细，名湿痹。小便不利，大便反快，当利小便，五苓散。小便自利者，术附汤。 风湿寒合而为痹，身重，汗出恶风，痛极如历节状，防己黄芪汤。 湿家下之，额上汗出，微喘，小便利者，死。下利不止者，亦死	其人伤湿，因而中暑，名曰湿温。两胫逆冷，胸满，头目痛，妄言多汗，其脉阳濡而弱，阴小而急，茯苓白术汤、白虎加苍术汤。切不可发汗，汗之名重暍，必死	东南之地，水潦归焉。居其处者多湿，加以风雨不时，山泽蒸气，因冒袭之。若但中其湿，一身尽痛，则以燥胜。如素有其湿，又中于风，是为风湿。则当微表以去风，行燥以去湿。又风寒湿三者合而为痹，亦麻痹不仁，当先利小便。如素有其湿，又中于暑，是为湿温。故多自汗，以白虎去暑，术附去湿。若重汗之，是虚其虚，乃医之过也

八十二、温病	春温	风温	温毒	
升麻葛根汤六十二 葛根解肌汤三十一 小柴胡汤四十三 大柴胡汤四十二 萎蕤汤百九十六 知母葛根汤一百 栝楼根汤百九十八 汉防己汤百七十五 黄连橘皮汤七十九 葛根橘皮汤三十三 黑膏百六十三	春伤寒为温病，脉数而大散，似太阳发热，不恶寒，同中暑烦渴，不憎寒，先因冬月伤寒，至夏至前发，升麻葛根汤、葛根解肌汤。热多，小柴胡汤。发渴烦躁，大便秘者，大柴胡汤微利之。脉实者方可	初感春温，发汗后，身犹灼热，自汗喘息，嘿嘿欲眠，四肢不收，名为风温。再汗之为逆，必讝言，不可下及烧针，但可萎蕤汤。热甚者，知母葛根汤、小柴胡汤。渴者，栝楼根汤。身重，汗出，汉防己汤	冬时触冒寒邪，至春初发病，初在表，或已发汗、吐下，表证未解，发为斑斓瘾疹，黄连橘皮汤、葛根橘皮汤。甚者黑膏	温之为病，盖以春时得之，热轻故也。所以自春止于夏至前也。若夏至后则为伤寒热病矣。所治之法，故不与伤寒热病同，但可以中和之剂，轻于解散为佳。若施汗吐下之法太峻，则反变异矣。所忌者，风温切不可发汗，若汗之为大逆，多不可救也

八十三、四证类伤寒	脚气	痰证	伤食	虚烦
越婢汤二十八 小续命汤五十九 木瓜散百八十五 槟榔散百九十五 脾约丸百五十二 大三脘散①百八十二 柴胡半夏汤百五十三 瓜蒂散二百二十五 大橘皮汤百六十八 二陈汤② 大柴胡汤四十二 金沸草散二百一 大半夏汤百二十五 竹叶石膏汤八十六 栀子升麻汤九十一 阴旦汤百七	伤寒传足不传手，所以寒湿之气蒸于足，发则类伤寒。其证头疼身热，支节痛，大便秘或呕，但初病时起于脚膝，屈弱不能移动为异耳。感于寒，所患必冷，越婢汤、小续命汤入生姜汁③最妙。感于暑，所患必热，小续命汤去附子，减桂一半。脚肿，木瓜散、槟榔散。大便秘，脾约丸、大三脘散	外证憎寒壮热，恶风自汗，胸满，气上冲咽不得息。但头不疼，项不强，若涎多者，亦隐隐头疼，脉有寸浮者，亦有寸伏者，以意参之，柴胡半夏汤、金沸草散、大半夏汤。气上冲者，瓜蒂散吐之	伤食亦头疼，身热恶寒，但左手关前、人迎之位，其脉平和，右手关前、气口之位，其脉紧盛，知为食也，大橘皮汤、二陈汤。心腹满痛者，大柴胡汤下之。胸满呕吐者，瓜蒂散吐之	诸虚烦热与伤寒相似，但不恶寒，不头疼，身不痛为异耳。表既虚，则不可汗，里不实，则不可下，可与竹叶石膏汤。虚烦不止，栀子升麻汤。内寒外热者，阴旦汤。叔和谓虚烦有热不可攻，热去则寒起，正宜服竹叶石膏汤④

① 大三脘散：药物组成等内容原脱，编码有误。现据书括指掌本与《类证活人书》补：大三脘散脚气，独活，大腹皮、木瓜、紫苏已上各一两，白术、甘草各三分，陈橘皮、沉香、木香、川芎、槟榔面裹煨熟，已上各三分。上为粗末，每剂称一两，水二盏，煎至一盏，去滓。分三服，带温服，取便利为效。

② 二陈汤：本方编码与药物组成原脱。出《太平惠民和剂局方》卷四，主治痰饮为患，或呕吐恶心，或头眩心悸，或中脘不快，或发为寒热，或因食生冷，脾胃不和。由半夏、橘红、白茯苓、甘草组成。

③ 小续命入生姜汁：即本书《药方》篇方六十小续命加姜汁汤。

④ 虚烦有热……竹叶石膏汤：语本王叔和《脉经·平三关病候并治宜》，载："有热不可大攻之，热去则寒起，正宜服竹叶汤，针胃管，补之。"

八十四、杂证		
头项强痛太阳	头摇里痛	独头面摇痓病
头汗瘀血在里	额汗风温	面戴阳面赤色，下虚也
面怫郁表未解	面惨不光伤寒	面光不惨中风
面乍黑乍白乍赤狐惑	面斑斑如锦纹阳毒	面垢中暑，又肝病
目痛阳明	目睛黄小肠热	目中生花阴易
目中不了了谓不明了，内实也	睛不和不和平，内未解也	目不慧不流利也，上实下虚
目直视不能眴①发衄家汗	目脉赤痓病	目瞑必衄
耳聋少阳	鼻干阳明	鼻中燥必衄
鼻如烟煤阳毒热极	鼻鼾风温	口噤痓病
口苦少阳	口燥少阴	口难言荣不足
口伤烂赤应下而汗，热上行也	唇疮狐惑	舌黑热剧
舌生芒刺热结甚也	咽痛少阴	咽中疮上实下虚
咽干肾虚燥，不可汗	声嗄狐惑	谵语邪气盛而神识昏
郑声精气夺而神不全	咳逆水寒相搏	怔忡即心下悸，汗多或水逆
懊侬胃虚	闻食臭胃虚	叉手冒心汗多，虚也，耳必聋
喜忘如狂蓄血	漱水不欲咽必衄	筋惕肉瞤汗下虚也
洒然毛耸恶寒中暑	身痛如被杖阴毒	一身尽痛风湿

① 眴（shùn 顺）：同“瞬”。眼珠转动。

续表

身微肿风湿	身重多睡风温	身黄小便不利
身如虫行表虚	身痒阳虚汗未尽	背恶寒阴胜阳
腹胀气偏不和	饥不能食病在胸中	多眠神倦，风温
不眠神虚	蜷卧内寒手足温，可治。逆冷难治	手足瘈疭搐搦也，痓病，又风温被火
坐而下一脚腰痛也	坐而伏短气也	下利清谷内寒
肠垢热也	鸭溏寒也	

八十五、不得汗	阳虚	表实	自太阳伤寒无汗而下数证，始则无汗，服药后，则以汗解。今汗证虽具，服汗药至三剂，汗不行，此阳虚津枯，不能为汗。故云：热病脉躁盛，不得汗者，谓阳脉极①。故不可治也
麻黄汤二十 桂枝麻黄各半汤十三 术附汤百三十七 黄芪建中汤五十七 葱豉汤百九十 蒸法二百三十六 桂枝汤一 桂枝去桂加茯苓白术汤十九	脉浮而迟，迟为无阳，不能作汗，其身必痒，桂枝麻黄各半汤。 阳明主有汗，今反无汗，身痒如虫行皮中，久虚故也，术附汤、黄芪建中汤	伤寒无汗，服麻黄汤、葱豉汤等药，汗不出者，死。不得已，乃用蒸法。 服桂枝汤，或下之，仍头痛项强，发热无汗，心下满，小便不利，桂枝去桂加茯苓白术汤	

① 热病脉躁盛……谓阳脉极：语本《针灸甲乙经》卷七《六经受病发伤寒热病》。

八十六、汗后恶寒	表未解	大便实	大便利	汗后恶寒，但表解未尽，则为轻证，法当再汗之。若阳微于外，寒积于内，厥逆自利，则用四逆汤。阳微于外，热伏于内，大便实者，下之。若汗后脉不为汗衰，准①前躁疾者，此名阴阳交，交者死
麻黄汤二十 芍药甘草附子汤百十七 大柴胡汤四十二 小承气汤六十七 四逆汤百八	汗后恶寒，表未解者，汗之，麻黄汤	汗后，热不退，大便实，微恶寒者，先解表，表解后，用大柴胡汤、小承气汤	汗后阳微，恶寒，大便不实者，芍药甘草附子汤。 汗后恶寒，自利，厥逆者，四逆汤	

八十七、头汗	汗下后	发黄	水结	余证	遍身有汗，谓之热越，热气越于四体也。若瘀热在里，不能发越，郁于阳经，况头乃诸阳所会，是以但头汗出，知其热瘀于内，必发黄也。余则随证以解之
柴胡桂姜汤五十四 栀子豉汤八十八 茵陈汤九十六 茵陈五苓散九十七 小半夏茯苓汤百二十 小柴胡汤四十三	汗下后，胸胁满结，小便不利，往来寒热，心烦，头汗出，柴胡桂姜汤。 阳明下之，其外有热，手足温，不结胸，心中懊憹，饥不能食，但头汗出者，栀子豉汤	头汗出，剂颈而还，发黄证也，茵陈汤、茵陈五苓散	心下满，头汗出，水结也，小半夏茯苓汤	应有余证，及半表半里，头汗出者，小柴胡汤	

① 准：与某类事物差不多。引申为比照。此指与以前脉象相同或类似。

八十八、背恶寒	口燥渴	口中和	寒邪客于表，则一身尽寒。但背恶寒者，盖背为阳，腹为阴，又背为五脏之所系，此阴气乘于阳也。当别其内外寒热以解之。口燥渴，知其内有热。口中和，知其内有寒，智者思过半矣
白虎加人参汤七十一 附子汤百三十六	伤寒无大热，口燥渴，心烦，背微恶寒，白虎加人参汤	少阴病，一二日，口中和，背恶寒，无热也，附子汤	

八十九、不治证		
两感阴阳双传，日二经也	阴阳毒过七日者	黑斑出
厥阴舌卷，囊缩	脏结厥而肤冷，烦躁不安	阴阳交汗后不为汗衰
阳证见阴脉	结胸悉具，烦躁	下厥上竭发少阴汗而动血
脉阴阳俱虚，发热不止	除中厥而利，反能食	重暍发湿温汗
发风温汗	发动气汗	大发湿家汗
少阴吐利，烦躁，四逆，不得汗谓尽剂发汗而不出	咳逆不止间有可生	汗出不止谓如贯珠，绝汗也
唇吻①反青肝绝	面黑阴毒，肾色形面也	环口黧黑脾绝
直视摇头心绝	爪甲青阳衰败也	柔汗发黄脾绝。柔汗，冷汗也
阴阳易小腹痛，手足挛者	喘而不休卫气败也	脏结详见本条
	循衣摸床邪热内结，脉弦生，脉涩死	溲便遗失肾绝

① 唇吻：口；嘴。

释音

脊强下去声	痞音备	肛音扛	蛔音回	痓充至切
衄尼六女，六二切	咳苦代切	哕于月切	匕必以切	懊侬上于刀切，下双力切
噫乙界切	赭音者	瘕音加	萎蕤上于危切，下汝谁切	挛力全切
眴如伦切	羸音雷	谵职廉切	疲癃上音皮，下音隆	谆朱伦切
濈阻立切	啬音色	淅音昔	翕音吸	熇许酷切
踡音拳	渍音字	暍音谒	痉巨井切	佛音拂
眴音县	瞑音冥	鼾下旦切	噤音禁	嗄所讶切
瘈疭上胡计切，下子用切	怔忡上音征，下音冲	溏音唐		

药方料例

酌准料例

《伤寒》方内所载衡量①皆依汉制，与今之轻重浅深不同者，盖随时更变也。若古方大陷胸汤，大黄六两，芒硝一升，甘遂二钱，水六升，煮取二升，分二服。以今用之，无乃太甚乎？若以汉之五铢钱秤②较③，加以二倍颇与今数合。后世以古之三两为今之一两，则仿佛也。若桂枝汤，用桂枝、芍药、生姜各三两，即今之一两。甘草二两，即今之六钱二字④半。水七升，即今之二升三合⑤半，庶可适中。如大陷胸汤，虽三之取一，亦似不伦。盖历年寖远，传写乖讹，或分两少而水数多，或水数多而分两少，轻重不等，器量颇殊。却当视病浅深，察药柔峻，以意斟量，不可偏执。若此甚众，不能枚举。然秤有铢秤，有字秤。铢秤以六铢为一分，四分为一两。字秤以四字为一钱，十钱为一两。若升合者，古方谓一升，准今之一大白盏也，一合二合从此酌量之。后之杂方谓水一盏者，准今一中盏。是乃酌古准今，以便修制云。

---

① 衡量：此指衡与量的量值。

② 五铢钱秤：此指《汉书·律历志》中的衡制。1 斤 =16 两，1 两 =24 铢。五铢钱，重五铢。以 1 斤合今 250 克计，约合今 3.26 克。

③ 较：通“校”。段玉裁《说文解字注·车部》：“较，凡言校雠可用较字。”

④ 字：此指衡名。为四分之一钱，即 1 钱 =4 字。

⑤ 合（gě 革）：量名。1 合容 20 毫升。

增补药品

南阳书谓："仲景证多而药少，使皆如仲景调理既正，变异不生，则麻黄、桂枝、青龙用之而有余，以后世望圣人难矣①。"此说甚至。因采《外台》《千金》《圣惠》等方，补而完之。今除仲景正方外，并于南阳等书，择可用者，兼而充之。但杂方内药性峻烈及不循法度者亦不敢取。然南阳所载汤剂，每服并抄五钱匕，恐剂小病大者不能的中②。今以剂之小大，稍加增损，余如群队和平，所投切当，以效为期，不能较于毫忽也。

制药例

麻黄去节，汤泡，去黄水　甘草炙　杏仁去皮尖　麦门冬去心　茯苓去皮　干姜炮　附子或生，或炮，并去皮脐　半夏汤泡七次　栝楼去皮　栝楼根去粗皮　细辛去土　柴胡去芦　牡蛎煅　枳壳去穰③，剉，麸皮炒　枳实麸皮炒，凡一枚乃枳壳二半个④　知母肥者，去浮皮　苍术米泔浸，去黑皮　旋覆花去枝梗　黄柏去粗皮　栀子擘　厚朴去白皮，姜汁制　乌梅去核　防风　羌活　桔梗　独活　前胡并去芦　地黄洗去土　鳖甲醋炙　水蛭去子，炒　虻虫去翅足，微炒　茵陈　瞿麦　白薇　茅花　紫苏　牛膝并去梗　黄芪炙　天南星炮　商陆去皮　陈皮去粗膜　青皮去穰　紫菀去土　延胡索去浮皮　巴豆去壳并心，炒微黑色　百合水洗，渍，去白沫　茱萸汤泡洗　皂角

---

① 仲景证多……圣人难矣：语见朱肱《类证活人书》卷十六。
② 的中：即中的。犹切当。
③ 穰：同"瓤"。
④ 二半个：即两个半。以下同。

去皮子，酥炙　瓜蒂炒黄　蜀椒去目并合口者，出汗　秦皮去粗皮　海藻洗去咸　甘遂湿纸裹，煨　芫花醋拌，炒干　大黄湿纸裹，煨，脾约丸用酒浸，焙　蜀漆洗去腥，即常山苗　滑石　赤石脂　禹余粮作汤，并捶碎　石膏　代赭石　寒水石作汤，并捶碎，绵裹，煎　沉香　丁香　木香　肉桂并不见火　苦酒即米醋　豉即淡豆豉　人溺即童便　豭鼠粪即雄鼠屎，头尖者是　猪肤诸书所载不一，考之《韵》①：肤，皮也。及《礼运》② 疏曰：肤，革外薄皮；革，肤内厚皮。此正燖猪时皮上黑肤，乃肤浅之义也　白粉即米粉　潦水《汉书》谓潦亦作涝。又曰：行潦，乃水之有声，亦雨泽水　甘澜水取水六七升，置大盆内，以杓扬之，上有水珠数千颗相逐，取用之　连轺即连翘根，如无，用连翘　牛蒡即牛蒡根可食者　萎蕤似黄精而小异，所用多言其根　大青用叶，或曰兼茎

---

① 韵：书名简称。指宋代丁度等编纂的《集韵》。
② 礼运：《礼记》中篇名。

药　方

一、**桂枝汤**加黄芩，名阳旦汤。太阳中风，发热汗出，鼻鸣干呕。

桂枝　芍药各一两　甘草六钱二字半　生姜一两　大枣十二枚，擘

水二升三合半，煎取一升，去滓，分三服，啜稀粥，取微汗。

二、**桂枝甘草汤**发汗过多，叉手自冒心，心下悸，欲得按。

桂枝一两三钱一字　甘草六钱二字半

水一升，煮取三合半，去滓，顿服。

三、**桂枝加葛根汤**伤风，项背强，有汗，不恶风，柔痓。

桂枝汤内加葛根一两三钱一字半。

四、**桂枝石膏汤**热病，夏至后同桂枝用。

桂枝汤内加石膏一两三钱一字半。

五、**桂枝新加汤**又名桂枝芍药半夏生姜汤。汗后，身痛，脉沉。

桂枝汤内加人参一两，芍药、生姜各三钱一字半，加水作四升。

六、**桂枝附子汤**风湿，身疼，脉浮虚涩。漏风。

桂枝汤加附子一枚。

七、**桂枝加大黄汤**关脉沉实，按之痛，大便秘。

桂枝汤内加大黄一两三钱一字半，芍药一两，减甘草一半。

八、**桂枝人参汤**太阳，下之早，协热利不止，心下痞，表里不解。

桂枝一两三钱一字半　甘草同上①　白术　人参　干姜各一两

水三升，先煮四味，取一升七合，内桂更煮一升，分三服。

九、桂枝栝楼干葛汤②柔痓。

桂枝　芍药各三钱　栝楼根　甘草各二钱

水二盏，生姜七片，枣一枚，煎至八分，去滓服。

十、桂枝加芍药汤③即小建中汤。脉浮，腹痛。

桂枝汤加芍药一两。

十一、桂枝二越婢一汤太阳，发热，恶寒，脉微弱。

桂枝　芍药　麻黄　甘草各三分　石膏三钱一字　生姜四钱一字半　大枣四枚

水一升七合，煮麻黄一二沸，去上沫，内诸药，煮取一升，去滓，温，分二服。

十二、桂枝二麻黄一汤服桂枝后，形似疟，日再发，得汗必解。

桂枝　芍药各④四钱半字　麻黄二钱半　甘草三钱一字半　杏仁十六个　生姜四钱半字　大枣五枚

水一升二合半，先煮麻黄一二沸，去上沫，内诸药，煮取六合半，去滓，分二服。

十三、桂枝麻黄各半汤太阳，脉浮缓，如疟，无汗，身痒。

桂枝五钱二字半　芍药　甘草　麻黄各三钱一字　杏仁二十四个　生姜三钱一字半　大枣四枚

---

① 同上：原作"上同"，据文义乙正。

② 桂枝栝楼干葛汤：据方名本方药物组成脱葛根。

③ 桂枝加芍药汤：原作"桂枝芍药汤"，据《伤寒论》补。下同。本方药物组成较下文"小建中汤"少一味饧。

④ 各：原脱，据文义补。

水一升六合半，先煮麻黄一二沸，去上沫，内诸药，煎至六合，去滓，分三服。

十四、桂枝加桂汤奔豚，冲心。

桂枝汤内加桂六钱二字半。

十五、桂枝去芍药加蜀漆牡蛎龙骨救逆汤脉浮，以火劫之，亡阳，惊狂，卧起不安。

桂枝　蜀漆各一两　甘草六钱二字半　牡蛎一两六钱三字　龙骨一两三钱一字半　生姜一两　大枣十二枚

水四升，先煮蜀漆减七合，内诸药煮取一升半，去滓，分三服。

十六、桂枝甘草龙骨牡蛎汤火逆，下之，因烧针烦躁。

桂枝三钱一字半　甘草　龙骨　牡蛎各六钱二字半

水三升六合，煎至一升二合，去滓，分三服。

十七、桂枝加知母石膏升麻汤热病，夏至后用之。

桂枝汤内加知母、石膏各四钱半，升麻三钱。

十八、桂枝加厚朴杏子汤太阳，下之，微喘者，表未解也。

桂枝汤内加杏仁二十一个，厚朴半两。

十九、桂枝去桂加茯苓白术汤服桂枝，或下后，不解，胸满，小便不利。

芍药　茯苓　白术各二钱　甘草一钱

水一盏半，生姜三片，枣一枚，煎至八分，去滓服。

二十、麻黄汤太阳，脉浮，头疼，发热恶寒，身痛，无汗而喘。

麻黄一两　桂枝六钱二字半　甘草三钱一字半　杏仁七十个

水三升，先煮麻黄减半升，去上沫，内诸药，煎取一升，分三服，取汗。

二十一、麻黄葛根汤太阳，发热，无汗，恶寒。刚痉。

麻黄　赤芍药各三钱　干葛一钱半　豉半合

水二盏，葱白一茎，煎至八分，去滓服。

二十二①、**麻黄升麻汤**大下后，脉沉迟，尺脉不至，咽喉不利，唾脓血，厥逆，泄利不止者，为难治。

麻黄八钱一字　升麻　当归各四钱半字　知母　黄芩　萎蕤各二钱半　石膏　白术　芍药　天门冬　桂枝　茯苓　甘草　干姜各三字半

水三升三合，先煮麻黄一二沸，去上沫，内诸药，煮取一升半，去滓，分三服。次第令尽，汗出愈。

二十三、麻黄杏子甘草石膏汤太阳，汗后，喘。

麻黄一两三钱一字半　杏仁五十个　甘草六钱二字半　石膏二两六钱二字半

水二升三合半，先煮麻黄，减六合，去上沫，内诸药，煮取八合，去滓，分二服。

二十四、麻黄加知母石膏汤太阳，无汗，夏至后服。

麻黄汤内加知母半两，石膏一两。

二十五、麻黄连轺赤小豆汤伤寒，瘀热在里，身必发黄。中湿，身痛，身目皆黄。

麻黄　连轺　甘草各六钱二字半　生梓白皮　赤小豆各二两六钱二字　杏仁四十个　大枣十一枚　生姜六钱二字半

潦水三升三合半，先煮麻黄再沸，去上沫，内诸药，煮取一升，去滓，分三服，半日尽。

二十六、麻黄附子细辛汤少阴，发热，脉沉，微汗之。

麻黄　细辛各六钱二字半　附子一个

---

①　二十二：原作“十二”，据文义改。

水三升三合半，先煮麻黄减七合，去上沫，内诸药，取一升，去滓，分三服。

二十七、麻黄杏仁薏苡甘草汤风湿相搏，一身尽痛。

麻黄　薏苡仁各半两　甘草二钱半　杏仁十个

水三盏，煎至一盏半，去滓，分二服。

二十八、越婢汤风痹，脚弱。

石膏一两　白术半两　附子半个　甘草二钱半　麻黄七钱半

分三服，每用水一盏半，生姜三片，枣一枚，煎至八分，去滓服。

二十九、茯苓白术汤湿温。

茯苓　干姜　甘草　白术　桂各一钱半

水二盏，煎至八分，去滓服。

三十、葛根汤太阳，无汗，恶风，刚痓。太阳阳明合病。

葛根一两三钱一字半　桂　芍药　甘草各六钱二字①　麻黄　生姜各一两　大枣十二枚

水三升三合半，先煮麻黄、葛根，减七合，去上沫，内诸药，煮取一升四合，分三服，取微似汗。

三十一、葛根解肌汤疫疠，春感清，发热而渴，不恶寒。

葛根半两　黄芩　芍药各二钱半　麻黄三钱半　甘草　桂各一钱半

水三盏半，枣二枚，煎至二盏，分二服。

三十二、葛根葱白汤已汗，未汗，头痛。

葛根　芍药　知母各三钱　芎　生姜各六钱　葱白一把

水三盏，煎至一盏半，分二服。

---

① 二字：《医方类聚》作“二字半”。

三十三、**葛根橘皮汤**温毒，发斑，心烦，呕逆。

葛根　橘皮　杏仁　知母　黄芩　麻黄　甘草各一钱

水一盏半，煎至八分，去滓服。

三十四、**葛根黄芩黄连汤**太阳中风，误下之，协热利不止。

葛根一两　黄芩　甘草各二钱　黄连三钱

水三盏，煎至一盏半，去滓，分二服。

三十五、**葛根加①半夏汤**太阳阳明合病，不下利，但呕者。

葛根二钱　半夏　麻黄各一钱半　甘草　桂枝　芍药各一钱

水二盏，生姜五片，枣子一枚，煎至八分，去滓服，取微似汗。

三十六、**大青龙汤**伤寒见风，伤风见寒。太阳无汗，脉浮紧，发热恶寒，烦躁，可服之。脉弱，恶②风，汗出，不可服。

麻黄二两　桂枝　甘草各③六钱二字半　杏仁四十个　生姜一两　大枣十二枚　石膏二鸡子大

水三升，煮麻黄，减七合，去上沫，内诸药，煎至一升，去滓，分三服，取微似汗。汗出多者，温粉扑之。一服得汗，止后服。

三十七、**大青龙加黄芩汤**太阳，无汗，恶风，烦躁，夏至后用。

本方内加黄芩六钱二字半。

三十八、**小青龙汤**太阳，表未解，心下有水气，干呕，发热而咳，或渴，或利，或噎，或喘。

麻黄　芍药　细辛　干姜　甘草　桂枝各一两　五味子　半

---

① 加：原脱，据《伤寒论》补。
② 恶：原作“无”，文理不通，据《伤寒论·辨太阳病脉证并治中》改。
③ 各：原脱，据文义补。

夏各八钱一字

水三升三合半，先煮麻黄，减七合，去上沫，内诸药，煮取一升，去滓，分三服。

三十九、小青龙去麻黄加杏子汤太阳，汗后，饮水多，咳而喘。

本方内去麻黄，加杏子仁一两。

四十、小青龙去麻黄加茯苓汤太阳，咳嗽，表不解，心下有水，小便不利。

本方内去麻黄，加茯苓一两。

四十一、小青龙去麻黄加附子汤水寒相搏，咳逆。

本方内去麻黄，加附子半两。

四十二、大柴胡汤内实，大便难，身热，不恶寒，反恶热。

柴胡二两六钱二字半　黄芩　芍药各一两　半夏八钱一字　大黄六钱二字半　枳实四枚①，即大者八片　生姜一两六钱二字半　大枣十二枚

水四升，煎至二升，去滓，再煎三五沸，分三服。一方加大黄一倍。

四十三、小柴胡汤伤寒，四五日，往来寒热，胸满心烦，喜呕。少阳发热。风湿身热。

柴胡二两六钱二字半　黄芩　人参　甘草各一两　半夏八钱一字　生姜一两　大枣十二枚

水四升，煎至二升，去滓，再煎至一升，分三服。

四十四、小柴胡加茯苓汤小便难，潮热，腹满。

本方内加茯苓一两。

---

① 枚：原作“枝”，据书括指掌本改。

四十五、小柴胡去黄芩加芍药汤下后，阴弱生热，脉微，恶寒。

本方去黄芩，加芍药二两。

四十六、小柴胡去黄芩加茯苓汤呕而发热，胸胁满，小便不利。

本方去黄芩，加茯苓一两二钱一字半。

四十七、小柴胡去枣加牡蛎汤水结胸。

本方内去枣，加牡蛎一两三钱一字半。

四十八、小柴胡去①参枣生姜加五味子干姜汤 少阳，寒热，胸满，或泄而嗽。

本方内去参、枣、生姜，加五味子八钱一字，干姜六钱二字半。

四十九、小柴胡去半夏加人参栝楼汤发热而渴。

本方内去半夏，加人参半两，栝楼实一枚。

五十、小柴胡加桂汤身热，欲近衣，身热不渴。

本方内去人参，加桂一两。

五十一、小柴胡加五味子汤温病，发热而渴，不恶寒，嗽者。

本方内加五味子半两。

五十二、小柴胡加干姜牡蛎汤痞而胸胁满胀。

本方内加干姜半两②，牡蛎六钱。

五十三、柴胡桂枝汤风温，汗后，身热，痞而心下妨闷，动气。

柴胡一两三钱一字半　桂枝　黄芩③　人参　芍药各半两　甘

---

① 去：原脱，据方解补。
② 半两：原作“乾两”，据书括指掌本、《医方类聚》改。
③ 黄芩：原脱，据书括指掌本补。

草　半夏各三钱一字　生姜半两

水六盏，枣六枚，煎至三盏，去滓，分三服。

五十四、柴胡桂姜汤往来寒热，胸胁满，小便不利，呕而不渴。

柴胡二两六钱二字　桂枝　黄芩各一两　干姜　甘草　牡蛎各六钱二字半　栝楼根一两三钱一字

水四升，煮取二升，去滓，再煎取一升半，分三服。

五十五、柴胡加龙骨牡蛎汤伤寒，八九日，下之，胸满烦惊，小便不利，谵语，一身尽痛。火邪惊狂，亡阳烦躁，卧起不安。

柴胡一两三钱一字　龙骨　桂枝　铅丹　人参　黄芩　茯苓　牡蛎各半两　半夏四钱半字　大黄六钱二字半　生姜半两　大枣六枚

水二升六合半，煎至一升三合半，内大黄，更煮一二沸，去滓，温分三服。

五十六、败毒散疫疠，四时通用。伤风有汗，夏至后用。风湿，身肿体痛，恶风。

《局方》有之①。

五十七、黄芪建中汤伤寒，身痛，尺脉迟。汗后身痛，脉弱。

黄芪　桂各一钱半　白芍药三钱　甘草一钱

水一②盏③，姜五片，枣二枚，煎至八分，去滓，入稠饧一大匙，再煎，尽，温服。旧有微溏或呕者，不用饧。

五十八、小建中汤即桂枝芍药汤。少阴，恶寒，手足蜷而温。

---

① 局方有之：见《太平惠民和剂局方》卷二《治伤寒》：人参败毒散治伤寒时气，头痛项强，壮热恶寒，身体烦疼及寒壅咳嗽，鼻塞声重。风痰头痛，呕秽寒热，并皆治之。由柴胡、甘草、桔梗、人参、川芎、茯苓、枳壳、前胡、羌活、独活、生姜、薄荷等组成。

② 一：明补修本作“二”。

③ 盏：原作“钱”，据文义改。

伤寒二三日，心中悸而烦。

桂枝　甘草各一两　芍药二两　生姜六钱二字半　大枣十二枚　饧三合半

水二升三合半，煮取一升，去滓，内饧，微火令烊，分三服。呕者勿用。

五十九、小续命汤二痓通用。

《局方》有之。

六十、小续命加姜汁汤脚气，寒中三阳。

煎汤成，去滓，入生姜自然汁一匙，再煎一沸，服。

六十一、小续命去附子减桂一半汤脚气，暑中三阳，所患必热①。

本方去附子，减桂一半。

六十二、升麻葛根汤无汗恶寒，疫疠通用。发斑。小儿疮疹。

升麻　葛根　芍药　甘草各等分

每服六钱，水一盏半，煎至八分，去滓服。

六十三、升麻六物汤口疮赤烂。

升麻　栀子仁各一钱半　大青　杏仁　黄芩各一钱

水一盏半，葱白三茎，煎至八分，去滓，温服。

六十四、阳毒升麻汤阳毒，赤斑，狂言，吐脓血。

升麻一分　犀角屑　射干　黄芩　人参　甘草各一分

水三盏，煎至一盏半，去滓，分三服。

六十五、玄参升麻汤发斑，咽痛。

升麻　玄参　甘草各半两

水三盏，煎至一盏半，去滓服。

---

① 脚气……所患必热：此句原在下文“本方去附子，减桂一半”后，据体例移至此处。

六十六、大承气汤胃实谵语，五六日不大便，腹痛，烦渴。少阴口燥，咽干。日晡发热，脉实。

大黄一两三钱一字　厚朴二两六钱二字　枳实即枳壳，十半个　芒硝一合

水四升，先煮二物，取一升七合，去滓，内大黄，煮取一升，去滓，内芒硝，更一二沸，分二服，得利，止后服。

六十七、小承气汤六七日不大便，腹胀满。阳明无表证，汗后不恶寒，潮热，狂言而喘。

大黄一两三钱一字　厚朴六钱二字　枳实大者，六半个

水一升三合半，煮取六合，去滓，分二服，得利，止后服。

六十八、调胃承气汤太阳阳明，不恶寒，反恶热，大便秘，谵语，呕哕。

大黄六钱二字半，清酒洗　甘草三钱一字　芒硝一合

水一升，煮取三合半，去滓，内芒硝，微煎，温服。

六十九、桃仁承气汤外已解，小腹急，大便黑，小便不利，血证也。黄瘅。

桃仁五十个　桂枝　芒硝　甘草各六钱二字半　大黄一两三钱一字半

水二升三合半，煮取一升二合，去滓，内芒硝，微煎，分五服。

七十、白虎汤汗后，脉洪大而渴。虚烦。中暍。

知母二两　甘草六钱二字半　石膏五两三钱一字半　粳米二合

水三升三合半，煮米熟，去滓，分三服。

七十一、白虎加人参汤又名化斑汤。赤斑，口燥烦渴。中暍。

白虎汤内加人参六钱二字半。

七十二、白虎加苍术汤湿温。疫疠，秋感热。

白虎汤内加苍术二两，增水作四服。

七十三、黄芩汤肠垢，协热利。太阳少阳合病，下利。

黄芩一两　芍药　甘草各①六钱二字半　大枣十二枚

水三升三合半，煮取一升，去滓，分三服。呕者，加半夏八钱一字，生姜一两，增水作四服。

七十四、黄芩芍药汤衄后，脉微。

黄芩汤内不用大枣。

七十五、黄芩加半夏生姜汤干呕而利。

黄芩汤内加半夏八钱一字，生姜半两。

七十六、黄连汤腹满痛，大便秘。胸中有热，腹痛欲呕。

黄连　甘草　干姜　桂枝各一两　人参六钱二字半　半夏八钱一字　大枣十二枚

水三升三合半，煮取二升，去滓，分五服，日三服，夜二服。

七十七、黄连阿胶汤温毒，下利脓血。

黄连一两三钱一字半　黄芩三钱二字半　芍药六钱二字半　鸡子黄二枚　阿胶一两

水一升七合，先煮三物，取七合，去滓，内胶烊尽，小冷，内鸡子黄，搅匀，分三服。

七十八、黄连鸡子汤少阴，烦躁，不得卧。

与黄连阿胶汤同。

七十九、黄连橘皮汤温毒，发斑。下部生疮。

黄连二钱　陈橘皮　杏仁　枳实各一钱半　麻黄　葛根各一钱半　厚朴　甘草各一钱

---

① 各：原脱，据文义补。

水三盏，煎至一盏半，去滓，分二服。

八十、黄连龙骨汤少阴，脉沉，腹痛，咽痛，苦烦，体犹有热。

黄连一两　黄芩　芍药各一分　龙骨半两

分三服，每服水一盏半，煎至八分，去滓服。

八十一、黄连犀角汤狐惑。

黄连半两　乌梅七个　木香一分　犀角一两，如无，升麻代之

水二大盏半，煎至一盏半，去滓，分三服。

八十二、黄连解毒汤大热，干呕，错语呻吟，不得眠①。

黄连一分　黄芩　黄柏各半两　栀子四个

水二盏半，煎至一盏半，去滓，分二服。

八十三、酒煮黄连丸暑毒，发热而渴，不恶寒，嗽者。

黄连四两，以无灰好酒浸面上过一寸，重汤煮干，焙

为细末，面糊丸如梧桐子大，每服五十丸，熟水下。

八十四、蜜渍黄柏汁口疮赤烂。

以黄柏去粗皮，蜜渍一宿，旋旋②咽汁。或用蜜炙微焦，碾为末，每用半钱掺口中亦佳。

八十五、竹叶汤阳明，汗多而渴。衄而渴欲饮水，水入即吐。差后渴。

石膏二两八钱一字　麦门冬一两半　人参　甘草各三钱一字　半夏四钱半字　竹叶二两

水二升半，煮取一升半，内粳米一合，再煮，米熟汤成，去滓，分二服。

八十六、竹叶石膏汤与竹叶汤方证同。

---

① 眠：原作“服”。据书括指掌本改。

② 旋旋：犹频频。连续不断的意思。

八十七、栀子仁汤发狂，烦躁，面赤，咽痛，热潮。

栀子仁　赤芍药　大青　知母各一钱　升麻　黄芩　石膏　杏仁各二钱　柴胡一钱半　甘草半钱　豉一百粒

水三盏，煎至一盏半，去滓，分二服。

八十八、栀子豉汤吐下后，心懊憹。大下后，身热不去，心中结痛。

肥栀子四枚　香豉半两

水二盏，先煮栀子至一盏，内豉同煮至七分，去滓服，得吐，止后服。

八十九、栀子柏皮汤湿家发黄，伤寒发黄。

栀子四枚　黄柏皮四钱　甘草二钱半

水一盏半，煎至七分，去滓服。

九十、栀子厚朴汤太阳，下后，腹胀，卧起不安。

栀子十四枚　厚朴一两三钱一字半　枳实四枚

水一升，煮取半升，去滓，分二服，得吐，止后服。

九十一、栀子升麻汤虚烦不止。三月至夏至前谓之晚发，可服。

生地黄汁一两六钱　栀子三个　升麻三钱　柴胡半两　石膏半两

水四盏，煎至二盏半，去滓，分三服。

九十二、栀子干姜汤医以丸药下之，身热不去。

栀子十四枚　干姜六钱二字半

水一升二合，煮取六合，去滓，分二服。

九十三、栀子乌梅汤伤寒，差后，不得眠。

栀子　黄芩　甘草各一钱　柴胡二钱　乌梅肉二个

水一盏半，生姜三片，竹叶二七片，豉五十粒，煎至八分，去滓服。

九十四、枳壳栀子汤劳复，发热。

枳壳一枚　肥栀子三枚　豉一两

清浆水①二盏半，空煮退八分，内二药，煎取九分，下豉，煎五六沸，去滓服，覆令汗出。

九十五、枳壳栀子大黄汤食复，发热。

于前方内加大黄如博棋子大五六枚，同煎服。

九十六、茵陈汤黄瘅，头汗出，欲发黄。

茵陈蒿半两　大黄三钱　肥栀子三枚半

水三升三合半，先煮茵陈，减一半，内二味，煮取一升，去滓，分三服。小便利，出如皂角汁，一宿腹减，黄从小便出也。

九十七、茵陈五苓散疫疠，秋感热，发黄瘅。头汗出，欲发黄。

茵陈蒿末一两　五苓散半两

和匀，每服二钱，食前米饮汤调服，或浓煎茵陈汤调五苓散亦得。

九十八、茵陈栀子黄连三物汤大便自利而黄。

茵陈蒿三钱　栀子　黄连各二钱

水二盏，煎至八分，去滓服。

九十九、知母麻黄汤差后，昏沉。

---

① 清浆水：用清水漂洗小麦面团后用作浆线的水。清代吴仪洛《伤寒分经》："清浆水，一名酸浆水。饮粟米熟，投冷水中浸五六日，味酢生白花，色类浆，故名。若浸之败者害人。其性凉善走，能调中宣气，通关开胃，解烦渴，化滞物。"徐灵胎《伤寒论类方》："浆水即淘米泔水，久贮味酸为佳。"

知母三钱　麻黄　甘草　芍药　黄芩各一钱　桂枝半钱

水二盏，煎至八分，去滓服，取微汗。

一百、知母葛根汤风温，身灼热。

知母一钱半　干葛四钱　石膏三钱　甘草　木香　升麻　黄芩　南星　人参　防风　杏仁　芎　羌活各一钱　萎蕤二钱半　麻黄二钱

每服七钱，水二盏，煎至八分，去滓服。

一百一、大陷胸汤大结胸。

大黄一两　芒硝八钱一字　甘遂末一字半

水二升，先煮大黄至七合，去滓，内芒硝，煮一二沸，内甘遂末，分二服，得利，止后服。

一百二、小陷胸汤小结胸。

黄连三钱一字　半夏八钱一字　栝楼实大者，一个

水二升，先煮栝楼，取一升，去滓，内诸药，煮取七合，去滓，分三服。

一百三、大陷胸丸结胸，项强，如柔痓状，下之则和。

大黄二两六钱二字半　葶苈　芒硝　杏仁各二钱三字

上二味，为细末，内杏仁、芒硝，合研如脂，丸如弹大一枚，别捣甘遂末一字，白蜜半合，水七合，煮取三合半，温，顿服之。一宿乃下，如不下，更服，取下为效。

一百四、抵当汤血结胸，谵语。瘀血狂言，小腹满。漱水不欲咽。

水蛭　虻虫各三十个　桃仁二十个　大黄一两

水三盏，煎至一盏半，去滓，分二服。

一百五、抵当丸当汗失汗，热毒深入，吐血。身黄，喜忘，发狂，瘀血。

水蛭七个　虻虫八个　桃仁七个　大黄一两

为末，分作四丸，水一盏，煮一丸，取七分盏，温服。当下血，未下，再服。

一百六、阳旦汤即桂枝汤加黄芩一两，春末夏至前可服。

一百七、阴旦汤身大热，欲近衣，此内寒外热。

芍药　甘草各二钱　干姜　黄芩各三钱　桂枝四钱　大枣二枚

水三盏，煎至一盏半，去滓，分二服。

一百八、四逆汤太阴，自利，不渴。阴证，脉沉，身痛。

附子一枚，生，去皮，作八片　甘草六钱二字半　干姜半两

水一升，煮取四合，去滓，分二服。强人可大附子一枚，加干姜半两。

一百九、四逆散加五味子干姜汤少阴，四肢厥逆，或泄利而嗽。

甘草　枳壳　柴胡　芍药各一两　五味子　干姜各半两

为细末，每服二钱，米饮调下。

一百十、茯苓四逆汤汗下后，烦躁，不得眠。

茯苓二两　人参三钱一字　附子一枚，生，去皮，作八片　甘草六钱二字半　干姜半两

水一升七合，煮取一升，去滓，分三服。

百十一、当归四逆加茱萸生姜汤下之厥逆。

当归　桂枝　芍药　细辛各一两　通草　甘草各六钱二字半　茱萸三钱一字　生姜六钱二字

水六盏，煎取三盏，分三服。

百十二、四逆散少阴，四逆，或咳，或悸，小便不利，或腹痛。蛔厥。

甘草　枳壳　柴胡　芍药各半两

为细末，每服二钱，米饮调下。

百十三、四逆加茯苓散少阴，小便不利。

四逆散加茯苓半两。

百十四、甘草干姜汤少阴，小便色白，病形悉具而渴，吐逆动气，下之反剧，身虽有热，反欲蜷。

甘草一两　干姜半两

水二盏，煎取一盏，分二服。

百十五、甘草附子汤风湿，小便不利，大便反快。

甘草　白术各三钱二字　附子一枚　桂枝六钱半

水二升，煮取一升，去滓，分三服，得微汗则解。

百十六、炙甘草汤一名复脉汤。脉结代，心动悸。

甘草一两二钱①一字　人参六钱二字　生地黄一两半　桂枝　麻子仁　麦门冬各一两　阿胶六钱二字

水酒合五升，生姜一两，大枣十二枚，清酒二升三合，水二升七合，煮取二升，去滓，内胶烊尽，分三服。

同上，芍药甘草汤自汗出，小便数。

芍药　甘草各三钱半

水二盏，煎至八分，去滓。服。

百十七、芍药甘草附子汤汗下后，恶寒。

芍药　附子　甘草各三钱

水二盏，煎至八分，去滓服。

百十八、阴毒甘草汤 阴毒。

甘草　升麻　当归　桂枝各一钱　雄黄　蜀椒各一钱半　鳖甲三钱

① 二钱：明补修本作“一钱”。

水二盏，煎至八分，去滓服，如人行五里，更进一服，温覆取汗。毒当从汗出，未汗再服。

百十九、茯苓甘草汤自汗不渴，水气承心，振寒而栗。

茯苓　桂枝各二钱　甘草一钱　生姜三钱

水一盏半，煎至八分，去滓服。

百二十、小半夏茯苓汤 水结胸。

半夏四钱　赤茯苓三钱

水二盏，煎至八分，去滓，入生姜自然汁半盏，再煎一二沸，温服。

百二十一、茯苓桂甘大枣汤 汗后，脐下悸，欲作奔豚。

茯苓二两六钱二字半　甘草六钱二字半　桂枝一两三钱一字半　大枣十五个

甘澜水说见制药例 三升三合，先煮茯苓，减六合，内诸药，煮取一升，去滓服三合。

百二十二、茯苓桂枝白术甘草汤 吐下后，心下气逆满，气上冲胸，起则头眩，脉沉紧，发汗则动经，身为振振摇①。

茯苓一两三钱一字半　桂枝一两　白术　甘草各六钱二字半

水二升，煮取一升，去滓，分三服。

百二十三、赤茯苓汤厥阴，消渴，气上冲。吐下后，身振摇，筋肉惕。

赤茯苓　陈皮　人参各二钱　白术　芎䓖　半夏各一钱

水二盏，煎至八分，去滓服。

百二十四、猪苓汤 呕渴，心烦，不得眠。热在下焦，小便不利。

---

① 吐下后……身为振振摇：原脱，据本书《奔豚》篇补。

猪苓　茯苓　泽泻　滑石　阿胶各三钱一字

百二十五、大半夏汤 伤寒，痰证。

半夏　白茯苓　生姜各一分

水二盏，煎至一盏，去滓，临卧时服。

百二十六、半夏生姜汤 即小半夏汤。咳逆，谷不下而呕吐。

半夏一两一分　生姜二两

水三盏，煎至一盏，去滓，分二服。

百二十七、半夏桂甘汤 疫疠，夏感寒，非时暴寒，伏于少阴，脉微弱，咽痛，次必下利，名肾伤寒①。

半夏　桂枝　甘草各一分

水二盏，生姜五片，煎至八分，去滓，旋旋呷之。

百二十八、生姜汁半夏汤 胸中似喘不喘，似呕不呕，彻心愦愦无奈者。

半夏半两

水一盏半，生姜自然汁半盏，同煎至七分，去滓，温服。

百二十九、厚朴半夏甘草人参汤 发汗后，腹胀满②。

厚朴四钱　半夏一钱半　甘草一钱　人参半钱

水二盏，生姜五片，煎至八分，去滓服。

百三十、甘草泻心汤即半夏泻心汤。此内减甘草三钱。下之，心下痞。

甘草一两　半夏八钱一字　黄芩　干姜　人参各一两　黄连三钱一字半　大枣十二枚

水三升三合，煮取二升，去滓，再煮取一升，分三服。

---

① 肾伤寒：此指夏天感受非时暴寒，伏于少阴，出现脉微弱，咽痛，下利等症状者。

② 发汗后腹胀满：原脱，据本书《腹胀》篇补。

百三十一、附子泻心汤心下痞，恶寒，汗出。

大黄半两　黄连　黄芩各二钱半　附子半枚

先以水一盏，煮附子取半盏，次以百沸汤①二盏渍上三味一时②久，去滓，入附子汁，和匀，温分二服。

百三十二、生姜泻心汤下利，心下痞，腹中雷鸣。

于甘草泻心汤内减甘草作三钱一字半，加生姜一两三钱一字半。

百三十三、三黄泻心汤心下痞，按之濡，其脉关上浮者可服，恶寒不可服。

于附子泻心汤内去附子。

百三十四、霹雳散阴盛隔阳，身冷，脉沉，烦躁，不饮水。

附子一枚，炮　取出用冷灰培之，取半两，入真腊茶一大钱③同研，更分二服。每用水一盏，煎至六分，临熟入蜜半匙，候温冷服，须臾④，躁止得睡，汗出差。

百三十五、桔梗半夏汤⑤腹胀。

桔梗　半夏　陈皮各二钱

水一盏半，生姜五片，煎至八分，去滓，热服。

百三十六、附子汤阴证，脉沉，身痛。少阴，背恶寒，口中和。

附子一枚⑥，生　茯苓　芍药　人参各一两　白术一两三钱一字

---

① 百沸汤：即翻滚的开水。

② 一时：一个时辰，约两小时。

③ 大钱：元代衡名。量值是一钱的三倍。

④ 臾：原作“桂”，据明补修本改。书括指掌本作“烦”。

⑤ 桔梗半夏汤：本方与百七十四桔梗半夏汤重复。疑为百三十五桔梗大黄汤之误。

⑥ 枚：原作“枝”，据书括指掌本改。

水二升六合，煮取一升，去滓，分三服。

百三十七、术附汤风湿，小便自利。湿温。

白术六钱二字半　甘草二钱一字　附子　生姜各半两

水二升，枣二枚，煮取一升，去滓，分二服。

百三十八、羌活附子汤咳逆。

羌活　附子　茴香各一钱半　木香一钱　干姜一枣①，生

为细末，每二钱，水一盏，盐一捻②，煎十数沸，热服。

百三十九、真武汤 阴证，脉沉，身痛。发汗过多，筋惕肉瞤。少阴腹痛，小便不利。

茯苓　芍药　生姜各一两　白术六钱二字半　附子一枚，炮

水二升六合，煮取一升三合，去滓，分三服。咳者，加五味子、细辛、干姜；小便利者，去茯苓；下利者，去芍药，加干姜；呕者，去附子，加生姜。

百四十、白通汤少阴，下利。

葱白四茎　干姜三钱一字半　附子一枚，生

水一升二合，煮取六合，去滓，分二服。

百四十一、白通加猪胆汁汤下利，厥逆，脉不至。

附子一枚　干姜三钱一字半　葱白四茎　人尿一合半　猪胆汁半合

水一升，煮取半升，去滓，内人尿、胆汁，相和，分二服。无胆汁亦可。

百四十二、干姜附子汤下后，复发汗，昼不得眠，无表证，脉微者。

干姜三钱一字半　附子一枚，生

---

① 一枣：一枚枣大小。书括指掌本此后有“许”字，无“生”字。

② 一捻：一点点，可捻在手指间。形容量小。

水一升，煮取三合半，去滓，顿服。

百四十三、干姜黄芩黄连人参汤伤寒，误吐下，寒气内格，食入即吐。

干姜　黄连　黄芩　人参各三钱

水一盏半，煎至八分，去滓服。

百四十四、正阳散阴毒伤寒，面青心硬，四肢冷。

甘草　干姜各一分　附子一两　麝香一钱　皂荚一挺，去皮子，酥炙

为细末，每二钱，水一中盏，煎至五分，热服。

百四十五、理中汤太阴，自利，不渴。寒多而呕，腹痛，鸭溏。蛔厥。霍乱。

人参　甘草　干姜　白术各二钱

水二盏，煎至八分，去滓服。

百四十六、理中加茵陈汤伤冷，中寒，脉弱，气①虚变为阴黄。

本方内加茵陈蒿二钱。

百四十七、理中加石膏汤霍乱转筋。

本方内加石膏半两。

百四十八、理中丸痞而胃寒。霍乱，寒多不渴。厥阴，饥不能食，食即吐蛔，未成结胸者。

与理中汤同，但为细末，炼蜜丸如弹大，沸汤半盏化一丸。

百四十九、增损理中丸太阴，下之，胸满硬，诸结胸宜服此。

人参　白术各一两　甘草　干姜各一两半　黄芩半两　枳壳十二片

为细末，炼蜜丸如弹大，沸汤化一丸。

---

① 气：原脱，据本书《发黄》篇与书括指掌本补。

百五十、枳实理中丸寒实结胸。

茯苓　人参　白术　干姜　甘草各二两　枳实十六片

为细末，炼蜜丸如鸡子黄大，每一丸热汤化下，连进二三服。

百五十一、四顺丸少阴，十余日，下利不止，手足微冷。

理中丸内加甘草一倍。

百五十二、脾约丸老人津少，大便涩。脚气，大便燥。

大黄二两　枳壳　厚朴　白芍药各半两　麻子仁一两　杏仁三分

为细末，炼蜜丸如梧桐子大，每服三十丸，温水下，未知，再加服。

百五十三、柴胡半夏汤痰热，头疼，手足烦热。

柴胡二两　半夏　白术各半两　甘草　人参　黄芩　麦门冬各三分

每服七钱，水一盏半，生姜五片，枣子一枚，煎至八分，去滓服。

百五十四、治中汤食积，心腹满痛。

即理中汤加青、陈皮各二钱。

百五十五、百合知母汤百合病。

百合七枚　知母一两

先以水洗百合，渍一宿，洗去白沫，别以水二盏煮取一盏，去滓。又以水二盏煮知母至一盏，去滓，相和，煎取一盏半，分二服。

百五十六、百合地黄汤百合病。

百合七枚　生地黄汁一盏

先洗渍百合如前法，以水二盏煮取一盏，去滓，内地黄汁，煮取一盏半，分二服。大便当如漆，中病勿服。

百五十七、百合洗方百合病。

百合一升

水一斗渍一宿，温暖洗身，洗已煮饼，勿用盐。

百五十八、犀角地黄汤血证，大便黑。衄后脉微，发狂，发黄，漱水不欲咽，当汗不汗，内有瘀血。

芍药二钱　生地黄一两半　牡丹皮二钱半　犀角屑二钱半，如无以升麻代之

分三服，每服水一盏半，煎至七分，去滓服。

百五十九、犀角大青汤斑疮出，烦疼。

大青三分　栀子十枚　犀角屑二钱半　豉一撮

分二服，每服水一盏半，煎至八分，去滓服。

百六十、大青四物汤发赤斑。

大青一两　阿胶　甘草各二钱半　豉二合

分三服，每服水一盏半，煎至一盏，去滓，入胶候烊，温服。

百六十一、青黛一物汤发赤斑。

青黛如枣大，水研服。

百六十二、黑奴丸阳毒，发斑，烦躁，大渴倍常①。

黄芩　釜底煤　芒硝　灶突墨　梁上尘　小麦奴　麻黄各一两　大黄一两一分

为细末，炼蜜丸如弹大，新汲水化服。饮水尽足当发寒，寒已汗出乃差。若一时顷不汗，再服一丸。须见微利，若不大渴，不可与此。

① 倍常：大不同于一般。

百六十三、黑膏温毒，发斑，呕逆。

生地黄二两六钱二字半　好豉一两六钱二字

以猪膏十两，合露之，煎令三分减一，绞去滓。雄黄、麝香如豆大，内中搅和，分三服，毒从皮中出则愈。忌芜荑。

百六十四、紫雪发斑，脚气，暑中三阳，所患必热，烦躁者。

《局方》有之①。

百六十五、吴茱萸汤吐利，手足厥冷，烦躁欲死。呕而胸满。

吴茱萸　生姜各半两　人参一分

水二盏，枣一枚，煎至八分，去滓服。

百六十六、旋覆代赭汤汗吐下后，心下痞。

旋覆花一两　人参六钱二字半　代赭石三钱一字　甘草一两　生姜一两六钱二字　半夏八钱一字　大枣十二枚

水三升三合，煮取二升，去滓，再煎至一升半，分三服。

百六十七、滑石代赭汤②百合病，下之后者。

百合七枚，擘 滑石一两，碎绵裹 代赭石如弹丸大一枚，碎绵裹上先以水洗百合，渍一宿，当白沫出，去其水，更以泉水二升煎取一升，去滓。别以泉水二升煎滑石、代赭，取一升，去滓。后合和重煎取一升五合，分温服。

---

① 局方有之：见《太平惠民和剂局方》卷六《治积热》：紫雪疗脚气毒遍内外，烦热不解，口中生疮，狂易叫走，瘴疫毒疠，卒死温疟，五尸五疰，心腹诸疾，疞刺切痛及解诸热药毒发，邪热卒黄等，并解蛊毒鬼魅，野道热毒。又治小儿惊痫百病。由石膏、黄金、寒水石、磁石、滑石、犀角屑、羚羊角屑、青木香、沉香、玄参、升麻、甘草、丁香、朴硝、硝石、麝香当门子、朱砂等组成。

② 滑石代赭汤：本方编码与内容原脱。明补修本、书括指掌本同。考本书《百合》篇滑石代赭汤后编码为“百六十七”，故据《金匮要略·百合狐惑阴阳毒病证治》滑石代赭汤内容补。滑石剂量由汉代之三两折为元代一两。

百六十八、大橘皮汤 呕哕，胸满，虚烦不安。

陈皮　甘草各半两　人参一两

分二服，每服水二盏，生姜十五片，煎至八分，去滓服。

百六十九、小橘皮汤又名生①姜橘皮汤。呕哕，手足逆冷。

陈皮一两　生姜二两

水三盏，煎至一盏半，去滓，分二服。

百七十、橘皮汤伤寒，痰逆，恶寒。

甘草一钱　人参二钱　陈皮半两

用青季竹刮上青茹一团，姜四片，枣一枚，水一盏半，煎至八分，去滓，热服。

百七十一、橘皮干姜汤即橘皮半夏生姜汤。咳逆，哕恶。

陈皮②　通草　干姜　人参

分二服，每服水二盏，煎至八分，去滓服。

百七十二、桔梗汤少阴，咽痛。

桔梗半两　甘草一两

分二服，每服水二盏煎至八分，去滓服。

百七十三、桔梗枳壳汤痞证，胸满不痛。

桔梗　枳壳各一两③

水二盏，煎至八分，去滓服。

百七十四、桔梗半夏汤 腹胀。

桔梗　半夏　陈皮各三钱

水二盏，姜五片，煎至八分，去滓服。

---

① 生：原作“三”，据书括指掌本改。

② 陈皮：本方药物剂量原脱。

③ 各一两：原脱，据朱肱《类证活人书》补。

百七十五、汉防己汤风湿，脉浮，身重，汗出。

甘草　黄芪各三钱一字半　汉防己六钱半　白术半两

水三盏，生姜十片，枣二枚，煎至八分，去滓服。

百七十六、防己黄芪汤与防己汤同，但分两异尔，治证亦同。

防己　黄芪各三钱　白术二钱　甘草一钱

水二盏，姜五片，枣一枚，煎至八分，去滓服。

百七十七、防风白术牡蛎汤发汗多，头晕，汗出，筋惕肉瞤①。

白术　牡蛎粉　防风各等分

为细末，每服二钱，酒调下，米饮亦得，日二三服。汗止，服小建中汤。

百七十八、五积散感寒，脚气，食积，心腹满痛。

《局方》有之②。

百七十九、五苓散小便不利而渴。中暍，烦躁。霍乱。

《局方》有之③。

百八十、五味子汤喘促，脉伏而厥。

五味子一分　人参　麦门冬　杏仁　陈皮各半两

---

① 发汗多……筋惕肉瞤：原脱，据朱肱《类证活人书》补。

② 局方有之：见《太平惠民和剂局方》卷二《治伤寒》：五积散调中顺气，除风冷，化痰饮。治脾胃宿冷，腹胁胀痛，胸膈停痰，呕逆恶心，或外感风寒，内伤生冷，心腹痞闷，头目昏痛，肩背拘急，肢体怠惰，寒热往来，饮食不进，及妇人血气不调，心腹撮痛，经候不调，或闭不通，并宜服之。由白芷、川芎、甘草、茯苓、当归、肉桂、芍药、半夏、陈皮、枳壳、麻黄、苍术、干姜、桔梗、厚朴、生姜等组成。

③ 局方有之：见《太平惠民和剂局方》卷二《治伤寒》：五苓散治伤寒温热病表里未解，头痛发热，口燥咽干，烦渴饮水，或水入即吐，或小便不利，及汗出表解，烦渴不止者，宜服之。又治霍乱吐利，躁渴引饮。由泽泻、白术、猪苓、赤茯苓、肉桂等组成。

水三盏，生姜十片，枣子二枚，煎至一盏半，分二服。

百八十一、十枣汤心下痞硬，胁痛干呕，短气，汗出，不恶寒。

芫花　甘遂　大戟各等分

水一盏半，先煮大肥枣十枚，取八分，内药末，强人一钱，弱人半钱，平旦温服。若下少，病不除，明日更服，加半钱，后①快利后糜粥自养。

百八十二、白散寒实结胸。

贝母　桔梗各三分　巴豆一钱

二味为散，内巴豆，研和，以白饮和服，强人半钱，弱人减之。病在膈上，必吐。在膈下，必利。不利进热粥一杯，利过进冷粥一杯。汗出已腹中痛，与芍药一两，如上法。

百八十三、桃花汤少阴，下利脓血。湿毒下利。

赤石脂五两三钱，一半全用，一半为末　糯米三合　干姜三钱一字

水二升三合，煮米令熟，去滓，温服二合半，内赤石脂末方寸匕，日三，愈勿更服。

百八十四、杏仁汤风湿，身痛，恶风，微肿。

桂半两　天门冬　麻黄　芍药各二钱半　杏仁七枚

水三盏，生姜十片，煎至一盏半，去滓，分二服。

百八十五、木瓜散脚肿。

大腹皮　紫苏　干木瓜　甘草　木香　羌活各一分

为粗散，分三服，每服水一盏半，煎至八分，去滓服。

百八十六、乌梅丸蛔厥。

乌梅七十五个　细辛　附子　人参　黄柏　桂枝各一两半　干

① 后：《伤寒论·辨太阳病脉证并治下》作“得”。

姜二两半　黄连四两　蜀椒　当归各一两

十味异捣筛，合治之。以苦酒渍乌梅一宿，去核蒸之，五升米下饭熟，杵成，温，和药令相得，内臼中与蜜杵三千下，丸如梧桐子大。先食饮服十丸，日三，加至二十丸，禁生冷滑物。

百八十七、牛蒡根散汗不流，是汗出时盖覆不周，故腰背手足搐搦也。

牛蒡十条　麻黄　牛膝　天南星各六钱

上细剉，于砂盆内研细。用好酒一升同研，以新布捩①取汁，后用炭火半秤②，烧一地坑子内通赤，去火，扫净，投药汁坑内，再烧令黑色，取出，于乳钵内细研。每服半钱，酒调下，日三。

百八十八、酸枣汤吐下后，昼夜不得眠。

酸枣仁一升　甘草二钱半　知母半两　麦门冬二合半　茯苓　芎　干姜各三分

为粗散，每服四钱，水一盏，煎至六分，去滓，温服。

百八十九、地榆③散伤寒，热毒不解，晚即壮热，腹痛，便脓血。

地榆　犀角屑　黄连　茜根　黄芩各半两　栀子仁二钱半

为粗末，每服五钱，水一盏，入薤白五寸，煎至六分，去滓服。

百九十、葱豉汤伤寒一二日，头项痛，恶寒，脉紧，无汗。

---

① 捩（liè 列）：扭转。

② 半秤：约7斤半。郭正忠《三至十四世纪的权衡度量》认为宋元有以“秤”为重量单位的论计风俗。1秤约15斤。

③ 榆：原作“揄”。据书括指掌本、《医方类聚》改。

葱白十五茎　豉二大合①　干葛八钱　麻黄四钱

水二升，先煮麻黄六七沸，去白沫，内干葛，煎十余沸，下豉，煎取八合，去滓，分二服。如人行五六里，再服，讫良久，煮葱豉粥，热吃，以衣覆出汗。

百九十一、连须葱白汤已汗未汗，头痛如破。

生姜二两　连须葱白切，半升

水三盏，煎至一盏半，去滓，分二服。

百九十二、茅花汤鼻血不止。

茅花一大把，无花用根

百九十三、柏皮汤热毒深入，吐血。

柏皮三钱　黄芩　黄连各二钱

水二盏，煎至一盏，去滓，入阿胶一钱半，煎烊，温服。

百九十四、麦门冬汤劳复，发热。

麦门冬　甘草各二钱半

粳米汤②一盏半，枣二枚，竹叶十五片，煎至八分，去滓服。

百九十五、槟榔散脚肿。

橘叶一大握　沙木一握　小便　酒各半盏

煎数沸，去滓，调槟榔末二钱服。

百九十六、萎蕤汤冬温，风温，春月中风、伤寒。

萎蕤一分　石膏三钱半　麻黄　白薇　羌活　杏仁　甘草　芎　青木香各一钱半　葛根半两

分三服，每服水二盏，煎至八分，去滓服。

---

① 大合：元代量名。量值为一合的三倍。

② 粳米汤：此指用水煎煮粳米后的汤液。

百九十七、葶苈苦酒汤发狂，烦躁，面赤，咽痛。大下伤血，发热，脉涩。

苦酒一升半　葶苈一合　生艾汁无生艾，以熟艾煮汁，半升

煎取七合，作三服。

百九十八、栝楼根汤风温，大渴。

石膏二两　栝楼根三分　人参　防风　甘草各半两　干葛三钱

每服七钱，水一盏半，煎至八分，去滓服。

百九十九、延胡索散尿血。

延胡索一两　朴硝三分

为细末，每服四钱，水一盏半，煎至八分，温服。

二百、射干汤夏月暴寒，热伏于内，咳嗽，呕哑。

射干　当归　麻黄　肉桂　枳实　紫菀　独活　橘皮　甘草各一两　生姜二两　半夏二两半　杏仁一两半

每服七钱，水一盏半，煎至八分，去滓服。

二百一、金沸草散头痛壮热，胸膈有痰。

前胡　旋覆花各一两　半夏　细辛　甘草各二钱　荆芥穗一两半　赤茯苓六钱半

为粗末，每服四钱，水一盏半，生姜五片，枣一枚，煎至七分，去滓服。

二百二、阙①。

二百三、文蛤散病在阳，反噀以水，热攻于内，寒更益坚，欲饮水而不渴。

文蛤一两

为末，沸汤和服方寸匕。

---

①　阙：明补修本同。书括指掌本作“调中汤，疫病，夏感寒”。

二百四、牡蛎泽泻散病差后，从腰已下有水气。

牡蛎　泽泻　蜀漆　商陆　葶苈　海藻　栝楼根各等分

为细末，米饮调方寸匕，小便得利为佳。

二百五、猪胆鸡子汤伤寒五六日，斑出。

猪胆二合　鸡子一枚　苦酒三合

和匀，煎三沸，强人尽服，羸人煎六七沸服，汗出差。

二百六、猪肤汤少阴，下利，咽痛，胸满而烦。

猪肤五两

水三升三合半，煮取一升七合，加白蜜三合半，白粉二合，熬香，和令相得，分三服。

二百七、鳖甲散伤寒，八九日不差，诸药不效，名坏伤寒。

鳖甲　升麻　前胡　乌梅　枳实　犀角　黄芩各半两　生地黄一两　甘草一分

每服五钱，水一盏半，煎至八分，去滓服。

二百八、地血散热毒深入，吐血。

茜根四两　大豆二两　黄药子　甘草各一两

为细末，每服三钱，新汲水调下。

二百九、赤石脂丸协热而利。

赤石脂　干姜各二两　黄连　当归各二两

为细末，炼蜜丸如梧桐子大，每服三十丸，米饮下。

二百十、赤石脂禹余粮汤痞而利不止，当治下焦。

赤石脂　禹余粮各一两

分三服，每服水一盏半，煎至八分，去滓服。

二百十一、白头翁汤肠垢，协热而利，渴而下利。

白头翁　黄柏　秦皮　黄连各一钱半

水一盏半，煎至八分，去滓服。

二百十二、乌扇汤咽中闭塞。

生乌扇射干苗，如无，用射干　猪脂各四两

二味合煎，药成去滓，取半鸡子大，薄绵裹，内喉中，稍稍咽之。

二百十三、消暑丸

《局方》有之①。

二百十四、香薷汤

《局方》有之②。

二百十五、香薷散

《局方》有之③。

二百十六、治䘌桃仁汤伤寒，不发汗，变为狐惑，唇生疮，声哑。

桃仁　槐子　艾各半两　枣十五枚

水二大盏半，煎至一盏半，分二服。

---

① 局方有之：见《太平惠民和剂局方》卷二《治伤寒》：消暑丸治伤暑发热头疼。由半夏、甘草、茯苓、生姜汁等组成。

② 局方有之：见《太平惠民和剂局方》卷二《治伤寒》：香薷汤宽中和气，调荣卫。治饮食不节，饥饱失时，或冷物过多，或硬物壅驻，或食毕便睡，或惊忧恚怒，或劳役动气，便欲饮食，致令脾胃不和，三脘痞滞。内感风冷，外受寒邪，憎寒壮热，遍体疼痛，胸膈满闷，霍乱呕吐，脾疼翻胃，中酒不醒。四时伤寒头痛，并进三服，得汗即瘥。常服益脾温胃，散宿痰停饮，能进食，辟风、寒、暑、湿、雾露之气。由白扁豆、茯神、厚朴、香薷、甘草等组成。

③ 局方有之：见《太平惠民和剂局方》卷二《治伤寒》：香薷散治脏腑冷热不调，饮食不节，或食腥鲙、生冷过度，或起居不节，或路卧湿地，或当风取凉，而风冷之气归于三焦，传于脾胃，脾胃得冷，不能消化水谷，致令真邪相干，肠胃虚弱，因饮食变乱于肠胃之间，便致吐利，心腹疼痛，霍乱气逆。有心痛而先吐者，有腹痛而先利者，有吐利俱发者，有发热头痛，体疼而复吐利虚烦者，或但吐利心腹刺痛者，或转筋拘急疼痛，或但呕而无物出，或四肢逆冷而脉欲绝，或烦闷昏塞而欲死者，此药悉能主之。由白扁豆、厚朴、香薷、酒等组成。

二百十七、雄黄锐散狐惑，唇疮，声哑。

雄黄　青葙子　苦参　黄连各二分　桃仁一分

为末，以生艾捣汁，和如小指尖大，绵裹，内下部中，无艾亦得。

二百十八、万全木通散小便难而黄。

木通　赤茯苓　车前叶　滑石各一两　瞿麦半两

为末，每服四钱，水一盏，煎至六分，去滓服。

二百十九、鼠矢豉汤劳复，发热。

栀子十四枚　雄鼠矢二七枚　枳壳三枚

为粗末，每服四钱，水一盏半，葱白二寸，香豉三十粒，煎一盏，去滓，分二服。

二百二十、豭鼠矢汤男子，阴易及劳复。

韭根一大把　豭鼠粪十四枚，两头尖者是

二味，水二盏，煎取七分，去滓，再煎三沸，温服。得黏汗效，未汗再作。

二百二十一、烧裩散阴阳易。

裩裆近隐处，男子病用妇人裩裆，妇人病用男子者，烧灰

水和服方寸匕，以小便利，阴头肿即愈。

二百二十二、竹皮汤病后交接，劳复，外肾①肿，腹中绞痛。

刮青竹皮一大盏

水二盏，煎至八分，去滓服。

二百二十三、当归四逆汤下之厥逆。

当归　芍药　桂枝　细辛各一两　甘草　通草各六钱二字半

水二升七合，大枣二十五个，或用十五个　煮取一升，去

① 外肾：指阴囊。

滓，分三服。

二百二十四、通脉四逆汤厥逆，下利，脉不至。

甘草六钱二字半　附子大者，一枚　干姜一两

面赤者，加葱九茎；呕加生姜；咽痛加桔梗；利止，脉不出，加人参。水三大盏，煎取一盏半，去滓，分二服。

同上，通脉四逆加猪胆汁汤吐利止，汗出而厥，四肢拘急，脉微欲绝。

本方内加猪胆汁半合。

同上，通脉四逆加芍药汤少阴，腹痛，或泄利下重。

本方内加芍药六钱二字半。

二百二十五、瓜蒂散吐法脉大，胸满，多痰。涎病，头疼。

瓜蒂炒　赤小豆各等分

二味，别捣筛为散，中半合，和令，以水二盏，煮香豉一合，作稀粥，去滓，取三分之一，和散一钱匕，顿服之。不吐，少少加，得快吐乃止。诸亡血，虚家不可服。

二百二十六、瓜蒂搐鼻法湿家，鼻塞，头疼。

瓜蒂不以多少为末，口噙水，搐一字入鼻中，出黄水愈。

二百二十七、蜜导煎法自汗，大便秘。

蜜二合，于铜器中微火煎之，稍凝如饴状，搅之勿令焦。欲可丸，并手捻作挺，令头锐尖，大如指，长寸半许。当热时急作，冷即硬。内谷道中以手急抱，欲大便时急去之。

二百二十八、猪胆汁法阳明，自汗，反小便利，屎虽硬，不可攻，宜此。

大猪胆一枚

和醋少许，灌谷道中，一食顷，当大便出。

二百二十九、阴毒熏法阴毒，逆冷，囊缩者。

大豆二升，炒令极热

先以净盆桶内置热醋三升，旋扶病人坐桶上，熏少时，却[1]以热豆倾桶中熏之，有顷，囊下，却以阴证药服之。

二百三十、葱饼[2]熨法阴毒。

以索缠葱白如臂大，切去根及青，留白二寸许。先以火熁[3]一面热，以热处自[4]病人脐下，上以熨斗贮火熨之，令葱并热气透入肌肉，更作三四饼，坏则易之。良久病人当渐醒，手足温，有汗即差。续当更以四逆汤之类温之。若熨而手足不温，不可治也。

二百三十一、阴毒着艾法

用干艾叶捣熟去灰，作艾炷，灸脐下一寸三分，名气海，二寸丹田，三寸关元，五十壮至二三百壮。以手足渐温，人事稍苏为可治。

二百三十二、水渍法阳毒渐深，脉洪大，内外结热，舌卷焦黑，鼻如烟煤，宜服此。

叠布数重，新水渍之，稍捩去水，搭于患人胸上，须臾蒸热。又以别浸冷布易之，频换新水，热稍退，可进阳毒药。

二百三十三、硫黄嗅法咳逆，服药无效者。

以硫黄、乳香等分为末，以酒煎，急令患人嗅之。

又方：雄黄二钱，酒一盏，煎七分，急令患人嗅其热气，即止。

二百三十四、灸少阴少阴，吐利，手足不冷，反发热，脉不止。

---

① 却：后。
② 饼：原脱，据《伤寒论》补。
③ 熁（xié 胁）：熏烤。
④ 自：明补修本同，书括指掌本作“著”。

少阴即太溪穴也。太溪二穴在足内踝后跟骨上动脉陷中，灸七壮。

二百三十五、温粉汗多不止。

白术　蒿本　川芎　白芷各等分

为细末，每药一两入米粉一两半，相和，用粉扑，周身扑之。

二百三十六、蒸法不得汗。

以薪火烧地良久，扫去。以水洒之，取蚕沙、柏叶、桃叶、糠麸皆可，铺烧地上可侧手厚，然后铺席，令病人当上卧，温覆之，移时汗出。候周身至脚心漐漐，乃用温粉扑之。最得力者蚕沙、柏叶也。糠麸乃助其厚。

二百三十七、灸关元并刺。藏结，死证，不可攻，宜此。

脐下三寸是也。乃少阴任脉之会。

二百三十八、灸期门并刺。妇人，热入血室，讝语。咳逆。

妇人屈乳头向下，尽处骨间，丈夫及乳小者，以一指为率，陷中有动脉。是穴，咳逆灸之。艾炷如小豆大，灸三壮，或五七壮。妇人，热入血室，讝语者，刺之。下针令病人吸五吸，停针，良久出针。

二百三十九、刺大椎、肺俞

枕骨下第一椎是也。肺俞即第三指各开一寸半。

二百四十、结胸灸法

黄连二寸许为末，巴豆七粒去壳，研细，入黄连末，捻匀作饼子。搂①脐中以艾炷指头大，灸之。轻者一炷，重者不过二三炷，灸透热气入腹作声，取下恶物愈。

---

① 搂：用手拢着提起。书括指掌本作“按”。

跋[1]

疾患无测者，惟诸风与伤寒也。盖风为百病之长，以其善行而数变。伤寒则表里隐显，阴阳交互，疑似之间，千万之隔，其可畏者尤甚于杂病也。仲景以圣哲之资，簪绂[2]之贵，为《伤寒论》，始可宗而习之。后世方书叠出，散漫深严，无阶[3]可进。今以仲景、南阳诸书，裒[4]其精粹，划为列图，号曰"活人指掌"。纵横治证，下附其说及以变异诸证。赋为八韵，表之于前，盖取其易简也。及有富春涵翁陆氏，日加劝勉，因成此书。涵翁常施药乡闾，活人甚众。得此尤便观览，亦幸[5]同志者共之。

钱塘蒙斋吴恕谨书

---

① 跋：原无此字，据文义补。
② 簪绂（zānfú 糌浮）：冠簪和缨带。此喻显贵。
③ 无阶：没有门径。
④ 裒（póu 掊）：聚集。
⑤ 幸：希望。

校注后记

一、作者生平考

吴恕生平史料散见于古籍，如《杭州府志》引《两浙名贤录》载：

吴恕，字蒙斋，钱塘人。博极群书，少贫，卖疯药乌蛇丸以糊口。时观风使适患此疾，召恕与谈，服其论，疾果愈，征至京师授太医院御医。恕念伤寒为病，传变不常。乃潜心研索，洞观脏腑，发前人所未发，成《伤寒赋》，辞简意赅，仲景奥旨，囊括殆尽。

《钱塘县志》载：

吴恕，博学而贫。货乌蛇丸用以起御史疯疾。复高谈动之，遂闻京师授御医。因潜心张仲景、朱奉议，作《伤寒指掌》尽抉两家之秘。

《续名医类案·疠风》据《杭州府志》记载：

吴恕，字如心，钱塘人，博极群书，少贫，货乌蛇丸治疯疾。时乘采风使适有患此疾者，召恕与谈，惊服其议论，遂委托治之，疾果愈。

丹波元胤《医籍考》引熊均曰：

吴恕，号蒙斋，元至元中钱塘人。精熟医家，以伤寒证类，画列成图，详其证治，名曰《伤寒指掌图》。

由上可知，吴恕，字蒙斋（一说字如心，号蒙斋）。为元代至元间钱塘人。少贫，博览群书，因医术高超征至京师授太医院御医。著有《伤寒活人指掌图》等。

二、版本流传考

丹波元胤《医籍考》引清代藏书家钱曾（字遵王）曰：

吴恕《伤寒活人指掌图》三卷。恕，号蒙斋，钱塘人，撰《伤寒指掌图》。首以八韵赋，述传变之缓急，中则隐括仲景三百九十七法，又述后代效验方法，横竖界为八十九图。至元间贯度、尚从善为之序而刊行之。

据尚从善序言可知本书成书于元代惠宗至元三祀（1337），并付之刊刻。

丹波元胤没有看到本书，故称：“《伤寒活人指掌图》三卷，未见。”而“三卷”是依钱曾之说。本次整理所用底本为元刻本，但不分卷，与钱曾论述有出入。是否有三卷本当待考。

本书在流传过程中还有“元刻本明补修本”，该书藏于浙江省宁波市天一阁藏书楼。书末有跋：

病莫大于伤寒，传变在于倾俄，生死系乎反掌。昔汉长沙太守张仲景著《伤寒论》，旨趣幽深，未易窥测。后世宗之，如至方不能加矩，至圆不能过规，间以西晋叔和编次附以己意。宋《南阳活人书》虽羽翼仲景而时或出入，读之者如涉海问津，茫乎不到畔岸。元钱塘儒医蒙斋吴先生有见于此，采摭诸书之精粹者，条分类聚，画为列图，名曰“伤寒活人指掌”，其羽翼仲景之功不少。使业医者执此以治病必不至于误人，夫家有此书虽不业医亦不为庸医所误。惜也！此书旧版残缺，观者痛焉。时卲武太守冯先生藏有善本，黄堂政暇躬亲校正，补其残缺，得为全书。乃捐俸命予叟郑玉氏过书林，于予舍董董重新镂板，以广其传。呜乎！为医药以济斯民夭死者圣人仁民之一术，而世之为政者或视为小道而漫不之省也。长沙太守作于前，南阳、蒙斋相继而羽翼之，邵太守复表章于今日。非但业医者之幸，实生民之幸也！为政君子当有仁民之心，行仁民之政者，乌可以为小道而忽之哉！

从记载内容看，此本《伤寒活人指掌图》当时已残缺，由邵武太守冯先生据所藏善本补正并出资重新刊刻。据《邵武府志》记载明成化六年（1470）至成化十二年（1476）有冯孜者任邵武知府。冯孜，字子渐，号原泉，四川南充人（一说浙江桐乡人）。是一位文人儒士，藏书颇丰，曾修《志》，又有著述。冯先生当是冯孜无疑。而重新刊刻时间当是明成化六年（1470）至成化十二年（1476）。由于本书残缺，跋文的撰写人已缺失，从内容看当是刊刻者。而天一阁所藏本书，是由浙江萧山藏书家朱鼎煦（字酂卿、赞卿，号别宥）后人捐献所得。故钤有朱鼎煦、别宥斋、萧山朱鼎煦所藏书籍、萧山朱氏别宥斋藏书印等印章多枚。

本书内容与中国中医科学院所藏基本相同，但无贾度、尚从善序，无《释音》，无《药方料例》中的《酌准料例》《增补药品》两篇。此外，在《指掌图》章节开首较“元刻本”多“十干之图”“十二支图”二图。体例差别较大，疑为所据版本不同，或为后人整理时颠倒所致。本书尽管有残缺，但对校注整理《伤寒活人指掌图》及流传仍有重要价值。

《伤寒活人指掌图》于明正统元年（1436）由福建医家熊宗立将其与宋代医家李知先（字元象，号双钟处士）《活人书括》合并刊刻并增加宋代医家《伤寒十劝》等内容，名《类编伤寒活人书括指掌图论》。其在书首曰：

医之道难矣。虽杂病之有方而伤寒为尤难。汉长沙公以不凡之圣，采《素》《难》之精微，作《伤寒论》垂万世不易之法。然其意旨幽深，初学犹未得其要者。故双钟处士《歌括》、钱塘蒙斋《指掌图》作焉。诚治伤寒之捷径也。愚以二书汇合成一，改次前八韵赋于后节目相贯，以李子建《十劝》列诸篇端，开卷则提纲撮要晓其劝戒，其《表里二十证论》各条增入《歌括》便其记诵。行是道者苟能熟味其歌，详玩其图，则治病之际了然在目，豁然于心。虽未能升仲景之堂奥，而仲景活人三百九十七法不外是矣。所阙者妇人胎产伤寒与小儿伤寒证治也。今采诸家经验良方续作末卷以便观览云。卫生君子幸垂藻鉴。

正统元年丙辰三月朔旦鳌峰熊宗立敬识

熊宗立，字道宗，号道轩，又号勿听子，明建阳（今福建建阳）人。明代著名医家和刻书家。熊宗立将本书与李知先《活人书括》合刻，使本书增加了流传的渠道。

清汪琥《伤寒论辩证广注》对本书曾有论述：

《活人指掌》，元钱塘吴恕蒙斋图说，本宋双钟处士李知先《歌括》也。书凡十卷，其第一卷前有《指掌赋》，亦吴氏所撰也。其说不过以《活人书》中方论补仲景之未备。至第十卷则又蒙斋门人熊宗立所续编，乃四时伤寒杂证通用之方，继之以妇人小儿伤寒方。其书于张仲景、朱奉议二家之外并无发明，止以便学者记习耳。

称本书“本宋双钟处士李知先《歌括》”，有附会之嫌，《指掌赋》当是《伤寒赋》。又称熊宗立是吴恕门人，也不是事实。如果以本书成书年代元代后至元三年（1337），与熊宗立将本书与李知先《活人书括》合刻的明代正统元年（1436）计，两人相隔近百年，不可能相遇亲炙。

丹波元胤《医籍考》对本书也有评述：

是书正统初熊宗立以李知先《歌括》汇合为一。次前八韵赋与后节目相贯。以李氏《十劝》列诸篇端，为十卷。明季古吴陈长卿以宗立所编，厘为五卷，变图为正文，更附论辞。乃若其旧帙，殆不可见也。据钱遵王说，旧有贯、尚二序，今本又脱之。汪苓友所见，亦非其原书也。

丹波氏的评述是基本符合事实的。

三、学术思想探讨

《伤寒活人指掌图》学术思想主要有以下几个方面。

（一）论外感热病范畴

本书在继承《伤寒论·伤寒例》有关外感热病论述基础上有阐发。

1. 论温病：吴氏认为温病在春季得之，发热较轻，自春至夏至得之。具体可分为春温、风温、温毒等。春温是春伤寒，表现为脉数而大散，似太阳发热，不恶寒，同中暑烦渴，不憎寒。其特点是先因冬月伤寒，至夏至前发。风温是初感春温，发汗后，表现为身犹灼热，自汗喘息，嘿嘿欲眠，四肢不收等。温毒是冬时触冒寒邪，至春初发病，初在表，或已发汗、吐下，表证未解，发为斑斓瘾疹等症。

2. 论热病：吴氏将夏至后发的外感病称为热病。认为“热病与伤寒一也，夏为热病者，以夏月时热两盛”。主要表现为头疼，身热，恶寒，脉洪盛，有汗或无汗。

3. 论中暍：吴氏认为太阳中热者，暍是也。暍即中暑，有四大症状：自汗、烦渴、脉虚、面垢。但不恶寒，不身痛，为中暍。手足虽冷，脉虽虚，不可用热药，当以清暑之剂及利小便为佳。

4. 论湿病：吴氏认为："东南之地，水潦归焉。居其处者多湿，加以风雨不时，山泽蒸气，因冒袭之。"若但中其湿，则一身尽痛。具体可分为风湿、湿痹、湿温等。风湿为素有其湿，又中于风。表现为肢体痛重，不可转侧，额上微汗，不欲去衣被，身微肿。湿痹为风寒湿三者合而为痹，表现为关节疼痛而烦，脉沉而细。或小便不利，大便反快。湿温是素有其湿，又中于暑。表现为两胫逆冷，胸满，头目痛，妄言多汗，其脉阳濡而弱，阴小而急。

5. 论痓病：吴氏认为："痓属太阳经，太阳中风，又感寒湿而然也。"又可大发湿家汗则成痓。痓亦作痉。痉者，强直之义。阳痉即刚痓，阴痉即柔痓。"外证发热恶寒与伤寒相似，但项背反张，强硬口噤，如发痫状，此为异耳。"刚痓表现为发热，无汗，反恶寒，脉弦长劲急，胸满口噤，卧不自席，脚挛急，咬齿眼开，甚则搐搦反张。柔痓表现为有汗，不恶寒，脉迟濡细弦，四体不收，时或搐搦，闭目合面。

6. 论阴阳毒：吴氏认为阳毒初受病时，所感邪毒深重，加以当汗失汗，当下失下，或吐下后，邪热乘虚而入，或误服热药，使毒热散蔓，如抱薪积火，无不延燎。表现为："六脉洪大，舌卷焦黑，鼻中如烟煤，身面锦斑，狂言直走，逾垣上屋，登高而歌，弃衣而走，皆其证也。"阴毒初受病时，所感寒邪深重，致阴气独盛，或汗、吐、下后，变成阴毒。表现为："六脉沉微，腹中绞痛，或自下利，四肢沉重，咽喉不利，虚汗，呕逆，唇青面黑，手足厥冷，身如被杖，短气不得息，此阴毒之候。”

7. 疫疠：吴氏认为疫疠与温病不同，是由寒暑不调，四时不正之气所致。因而一方之内长幼率皆相似，故又称天行时气。春天应温，而清气折之，责在肝。表现为身热，头疼，目眩，呕吐。夏天应暑，而寒气折之，则责邪在心。或身热，头疼，腹满，自利。秋天应凉，而大热抑之，则责在肺。湿热相搏，民多病瘅，咳嗽，喘急。冬天应寒，反大温抑之，则责邪在肾。民病咽痛，或生赤疹，喘咳挛痛。

此外，本书还提出了“肾伤寒”的概念。《伤寒论·伤寒例》有冬温、寒疫等感非时之气的时行病。吴氏认为疫疠，或夏天感受寒邪属非时暴寒，病邪伏于少阴，故命名为“肾伤寒”。表现为“脉微弱，咽痛，次必下利”。同时又论述了霍乱、“坏伤寒”、“两感伤寒”等多种外感热病的病因病机、临床表现及治疗方法。又将脚气、痰证、伤食、虚烦归为类伤寒，并对其证治进行了阐述。

本书对外感热病的论述，丰富了外感热病的理论与实践，对后世有参考价值。

（二）经络立论释六经

本书认为“不识经络如触途冥行”，以经络学说阐述六经病。指出太阳则头疼身热脊强，阳明则目痛鼻干不眠，少阳则耳聋胁痛寒热，呕而口为之苦，太阴则腹满自利，尺寸沉而津不到咽，少阴则舌干口燥，厥阴则烦满囊拳。并从经络角度解释了上述症状。如足太阳之脉从头项连风府，行于腰背，故头项痛，腰脊强。足阳明之脉从目络于鼻，故目痛，鼻干，不得卧。足少阳之脉循胁络于耳，故病胁痛，耳聋。足太阴之脉布于脾胃，络于嗌喉，故腹满，自利而咽干。足少阴之脉络于肺，系舌本，故舌口干燥。厥阴之脉循阴器，络于肝，故烦满而囊缩。

本书从经络角度对六经病的阐述，反映了元代医家对六经的主流观点，具有代表性。

（三）注重运气学说

本书重视五运六气对疾病发生、发展的影响，冠运气学说于《伤寒活人指掌图》之首，89图中，以“司天在泉，运气主客”为首，并引“治伤寒不知运气如涉海问津”之说，强调了运气学说的重要性。五运六气有常有变，运气失常，六气之变，可以使人体受邪致病。指出“六气之行，各居六十日有奇，以其时而化其气，过犹不及，病乃生焉”。基于此，本书提出“太阳寒水，治宜甘热；阳明燥金，治宜苦温；少阳相火，治宜咸寒；太阴湿土，治宜苦热；少阴君火，治宜咸寒；厥阴风木，治宜辛凉”的治病大法，充分体现了吴氏对运气学说的重视和推崇，也反映了元代医家对运气学说的认识。

（四）论伤寒传经

吴恕认为常病日传一经，至六日传足当愈。七八日不解，又复再传。病至六日为传经遍，七日当少间。不愈者，为邪再传经。若日传二经，病名两感。两感为阴阳二经表里双传。“一日传太阳、少阴，膀胱与肾俱病”，临床表现为“头疼身热，烦满而渴，其脉沉而大”；“二日传阳明、太阴，胃与脾俱病”，表现为“身热鼻干，妄言，不食，中满不睡，其脉沉而长”；“三日传少阳、厥阴，胆与肝俱病”，表现为“耳聋，囊缩，厥逆，水浆不入口，其脉沉而弦”。三日传遍，至六日再传，不可救矣。反映了元代医家对伤寒传经的认识。

（五）注重辨脉辨证

1. 辨脉：本书在参照《辨脉法》《平脉法》《伤寒例》有关诊脉内容基础上列《伤寒脉法图》，论述了20种常见脉象的形状、机理与临床意义。将脉象归纳为“四时脉”“六经本脉”“残贼脉”“同等脉”“微衰脱绝脉”“浮沉迟数脉”“时脉”等不同种类。强调了诊脉在诊治外感热病中的重要性，并注意区分外感与杂病的不同脉象。

2. 辨证：如辨发热，吴氏认为太阳、阳明、少阳、少阴、风温、下后、汗后、劳食复等都可出现发热。指出太阳初受病，脉浮，发热，是表证。阳明发热，乃表证已罢，故不恶寒，而但身热，此邪入于腑。少阳表现为脉弦细，发热，头疼而呕。少阴表现为始得之，反发热，脉沉。风温表现为汗后身灼热。新差后，血气尚虚，动则生热。新差后，劳复，发热。由于其病机不同，故治法也不同。

辨厥证，吴氏认为厥甚于四逆。曰“厥者，至也，手足至冷甚于四逆也。此阴阳隔绝，致阳气伏逆，阴气独胜。”故“厥有二端，治非一类”。厥可根据发厥前的症状分为阴厥、阳厥。阴厥为阴气独胜，表现为未厥前下利不渴，无热证，而后发厥，脉沉细。治疗用附子、姜、桂一类温之，如四逆汤、建中汤、真武汤等。阳厥为阳气伏逆，表现为未厥前大便秘，小便赤，烦渴，谵语，后发厥，脉滑而沉。治用芒硝、大黄之类泄热攻下，如大柴胡汤、大承气汤、小承气汤等。

（六）外感热病证治

1. 六经病证治

本书认为太阳伤寒，服麻黄汤发散。太阳中风，桂枝可先。少阳一证，宜服小柴胡汤。大柴胡行阳明之秘坚。至三阴则难拘定法，或可温而或可下。太阴自利不渴，脏寒也，用四逆汤、理中汤。少阴小便色白，用甘草干姜汤；少阴口燥，咽干，用大承气汤。厥阴下之，利不止，用四逆汤；厥阴尺寸沉短，囊必缩，毒气入脏也，承气汤下之。强调不可拘于定法，宜数变以曲全生意。

2. 温病证治

认为温病的治法，与伤寒热病不同，可以中和之剂，轻于解散为佳。所忌者，风温切不可发汗，若汗之为大逆，多不可救也。春温宜用升麻葛根汤、解肌汤。热多，小柴胡汤。发渴烦躁，大便秘者，大柴胡汤微利之。风温宜用萎蕤汤。热甚者，知母葛根汤、小柴胡汤。渴者，瓜蒌汤。身重，汗出，汉防己汤。温毒宜用黄连橘皮汤、葛根橘皮汤，甚者黑膏。

3. 热病证治

热病因夏月时热两盛，故于治伤寒药内加以寒凉，解其内外之烦毒。盖桂枝、麻黄，其性颇热，不加寒凉之剂，则有黄斑之变。热病有汗者，夏至前用阳旦汤；夏至后用桂枝加知母石膏升麻汤。热病无汗者，夏至前后用麻黄加知母石膏汤。若见太阳病无汗，烦躁，用大青龙加黄芩汤。夏月热盛，栀子升麻汤。热毒未盛者，桂枝石膏汤。

4. 中暍证治

吴氏认为汗出，恶寒，身热而渴，用白虎加人参汤。发热，烦渴，小便不利及色赤，五苓散。发热，烦躁，冷服小柴胡汤。中暑发热，不恶寒，竹叶石膏汤。昏愦不省，葱饼熨法。

5. 湿病证治

风湿不可大汗，当微表以祛风，行燥以祛湿，用麻黄杏子薏苡甘草汤、防己黄芪汤、甘草附子汤。身体痛，其脉浮，恶风微肿，用杏仁汤。利小便，用五苓散。小便自利者，术附汤。湿痹，麻痹不仁，当先利小便。身重，汗出恶风，痛极如历节状，用防己黄芪汤。湿温，用茯苓白术汤、白虎加苍术汤。切不可发汗，汗之名重暍，必死。

6. 痓病证治

吴氏认为痓病都可用小续命汤。具体又分为刚痓用葛根汤、麻黄葛根汤。大便秘者，大承气汤。柔痓用桂枝栝楼葛根汤、桂枝加葛根汤。并认为阳痓易瘥，阴痓难愈。

7. 阴阳毒证治

认为阳毒可用阳毒升麻汤。斑盛者，青黛一物汤。咽痛，玄参升麻汤。若热甚者，时狂时昏，口噤咬牙，药不可下者，用水渍法。候牙宽，狂乱稍定，投药亦良，如黑奴丸，不可轻用。阴毒先服阴毒甘草汤、真武汤、附子汤，次灸气海、关元二三百壮。或用葱熨脐下，以手足温和，脉息渐应为效。如厥逆寒极，囊缩者，可用熏法，正阳散，尝有回生之验。

8. 疫疠证治

春用升麻葛根汤、解肌汤。四时通用败毒散。夏用理中汤、射干汤、半夏桂甘汤。秋用金沸草散、白虎加苍术汤。病瘴发黄，茵陈五苓散。冬用萎蕤汤、升麻葛根汤。咽痛者，甘桔汤、败毒散。

（七）考证汉元药物剂量

本书《酌准料例》篇对东汉与宋元药物剂量进行了比较研究，是考证东汉与宋元药物剂量的重要资料。认为《伤寒论》方所载衡量皆依汉制，与元代不同，其原因是“历年寖远，传写乖讹”。并举大陷胸汤药物剂量为例，认为按汉代“五铢钱秤”加上二倍则与元代量值相合。“后世以古之三两为今之一两”的比例基本上是准确的，即东汉的三两合元代一两。“若桂枝汤，用桂枝、芍药、生姜各三两，即今之一两。甘草二两，即今之六钱二字半。水七升，即今之二升三合半，庶可适中。”并记载了自宋代（或唐、五代）已经应用而不见于史书的“字秤”及升与盏的换算关系：“字秤以四字为一钱，十钱为一两。若升合者，古方谓一升，准今之一大白盏也。一合二合从此酌量之。后之杂方谓水一盏者，准今一中盏。是乃酌古准今，以便修制云。”内容十分珍贵。吴氏还认为用药当“视病浅深，察药柔峻，以意斟量，不可偏执”。剂量的多少不仅取决于方书的记载，还应考虑多种因素，如病情的轻重，药物的峻猛当柔缓等。当有增损，以效为期。

（八）增补治法方药

本书在《伤寒论》方的基础上，“采《外台》《千金》《圣惠》等方，补而完之。今除仲景正方外，并于南阳等书，择可用者，兼而充之。”

《伤寒活人指掌图》约载方 240 首。除仲景《伤寒论》方以外，新增方剂 164 首。其中有以《伤寒论》方为基础加减的方剂，如阳旦汤、桂枝石膏汤、麻黄加知母石膏汤、麻黄葛根汤、葛根橘皮汤、小青龙去麻黄加杏子汤、小柴胡去半夏加人参栝楼汤等。有《金匮要略》方，如百合知母汤、百合地黄汤、百合洗方等。有《太平惠民和剂局方》中所载的五积散、五苓散、消暑丸、香薷汤、香薷散、败毒散、小续命汤等。有外治法，如熏法、葱熨法、硫黄嗅法、蒸法、灸法、针刺等。丰富了外感热病的治疗方法。

总 书 目

伤寒论类方
伤寒论特解
伤寒论集注（徐赤）
伤寒论集注（熊寿试）
伤寒微旨论
伤寒溯源集
订正医圣全集
伤寒启蒙集稿
伤寒尚论辨似
伤寒兼证析义
张卿子伤寒论
金匮要略正义
金匮要略直解
高注金匮要略
伤寒论大方图解
伤寒论辨证广注
伤寒活人指掌图
张仲景金匮要略
伤寒六书纂要辨疑
伤寒六经辨证治法
伤寒类书活人总括
张仲景伤寒原文点精
伤寒活人指掌补注辨疑

诊　　法

脉微
玉函经
外诊法
舌鉴辨正
医学辑要
脉义简摩
脉诀汇辨
脉学辑要
脉经直指
脉理正义
脉理存真
脉理宗经
脉镜须知
察病指南
崔真人脉诀
四诊脉鉴大全
删注脉诀规正
图注脉诀辨真
脉诀刊误集解
重订诊家直诀
人元脉影归指图说
脉诀指掌病式图说
脉学注释汇参证治

针灸推拿

针灸节要
针灸全生
针灸逢源
备急灸法
神灸经纶
传悟灵济录
小儿推拿广意
小儿推拿秘诀
太乙神针心法
杨敬斋针灸全书

本　草

药征
药鉴
药镜
本草汇
本草便
法古录
食品集
上医本草
山居本草
长沙药解
本经经释
本经疏证
本草分经
本草正义
本草汇笺
本草汇纂
本草发明
本草发挥
本草约言
本草求原
本草明览
本草详节
本草洞诠
本草真诠
本草通玄
本草集要
本草辑要
本草纂要
识病捷法
药性提要
药征续编
药性纂要
药品化义
药理近考
食物本草
食鉴本草
炮炙全书
分类草药性
本经序疏要
本经续疏证
本草经解要
青囊药性赋
分部本草妙用
本草二十四品
本草经疏辑要
本草乘雅半偈
生草药性备要
芷园臆草题药
类经证治本草
神农本草经赞
神农本经会通
神农本经校注
药性分类主治
艺林汇考饮食篇
本草纲目易知录
汤液本草经雅正
新刊药性要略大全

淑景堂改订注释寒热温平药性赋

方　书

医便

卫生编

袖珍方

仁术便览

古方汇精

圣济总录

众妙仙方

李氏医鉴

医方丛话

医方约说

医方便览

乾坤生意

悬袖便方

救急易方

程氏释方

集古良方

摄生总论

摄生秘剖

辨症良方

活人心法（朱权）

卫生家宝方

见心斋药录

寿世简便集

医方大成论

医方考绳愆

鸡峰普济方

饲鹤亭集方

临症经验方

思济堂方书

济世碎金方

揣摩有得集

亟斋急应奇方

乾坤生意秘韫

简易普济良方

内外验方秘传

名方类证医书大全

新编南北经验医方大成

临证综合

医级

医悟

丹台玉案

玉机辨症

古今医诗

本草权度

弄丸心法

医林绳墨

医学碎金

医学粹精

医宗备要

医宗宝镜

医宗撮精

医经小学

医垒元戎

证治要义

松厓医径

扁鹊心书

素仙简要
慎斋遗书
折肱漫录
济众新编
丹溪心法附余
方氏脉症正宗
世医通变要法
医林绳墨大全
医林纂要探源
普济内外全书
医方一盘珠全集
医林口谱六治秘书

温　病

伤暑论
温证指归
瘟疫发源
医寄伏阴论
温热论笺正
温热病指南集
寒瘟条辨摘要

内　科

医镜
内科摘录
证因通考
解围元薮
燥气总论
医法征验录
医略十三篇
琅嬛青囊要
医林类证集要
林氏活人录汇编
罗太无口授三法
芷园素社痎疟论疏

女　科

广生编
仁寿镜
树蕙编
女科指掌
女科撮要
广嗣全诀
广嗣要语
广嗣须知
孕育玄机
妇科玉尺
妇科百辨
妇科良方
妇科备考
妇科宝案
妇科指归
求嗣指源
坤元是保
坤中之要
祈嗣真诠
种子心法
济阴近编
济阴宝筏
秘传女科

秘珍济阴
黄氏女科
女科万金方
彤园妇人科
女科百效全书
叶氏女科证治
妇科秘兰全书
宋氏女科撮要
茅氏女科秘方
节斋公胎产医案
秘传内府经验女科

儿　　科

婴儿论
幼科折衷
幼科指归
全幼心鉴
保婴全方
保婴撮要
活幼口议
活幼心书
小儿病源方论
幼科医学指南
痘疹活幼心法
新刻幼科百效全书
补要袖珍小儿方论
儿科推拿摘要辨症指南

外　　科

大河外科
外科真诠
枕藏外科
外科明隐集
外科集验方
外证医案汇编
外科百效全书
外科活人定本
外科秘授著要
疮疡经验全书
外科心法真验指掌
片石居疡科治法辑要

伤　　科

正骨范
接骨全书
跌打大全
全身骨图考正
伤科方书六种

眼　　科

目经大成
目科捷径
眼科启明
眼科要旨
眼科阐微
眼科集成
眼科纂要
银海指南
明目神验方
银海精微补

养性轩临证医案

养新堂医论读本

祝茹穹先生医印

谦益斋外科医案

太医局诸科程文格

古今医家经论汇编

莲斋医意立斋案疏

医　史

医学读书志

医学读书附志

综　合

元汇医镜

平法寓言

寿芝医略

杏苑生春

医林正印

医法青篇

医学五则

医学汇函

医学集成

医学辩害

医经允中

医钞类编

证治合参

宝命真诠

活人心法（刘以仁）

家藏蒙筌

心印绀珠经

雪潭居医约

嵩厓尊生书

医书汇参辑成

罗氏会约医镜

罗浩医书二种

景岳全书发挥

新刊医学集成

寿身小补家藏

胡文焕医书三种

铁如意轩医书四种

脉药联珠药性食物考

汉阳叶氏丛刻医集二种